Climatério para *mulheres* modernas

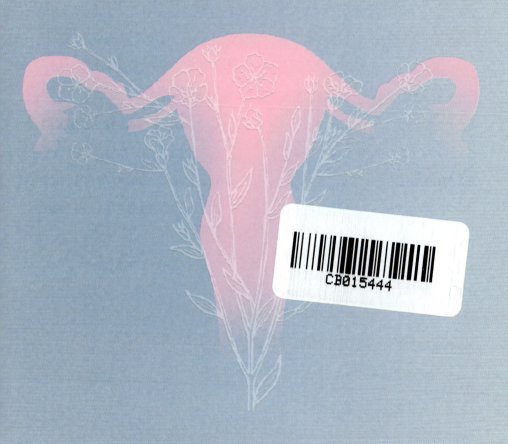

Dr. Odilon Iannetta

Climatério para *mulheres* modernas

O que você precisa saber sobre
prevenção de doenças crônicas

Dr. Odilon Iannetta

1ª EDIÇÃO
2021

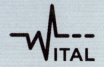

Todos os direitos reservados
Copyright © 2021 by vital editora

Direção Editorial
Silvia Vasconcelos
Produção Editorial
Equipe Vital Editora
Preparação
Isabel Aparecida da Costa
Revisão
Ludmila Bortolozo
Henrique Tadeu Malfará de Souza
Projeto Gráfico e Diagramação
Cristiane I SAAVEDRA EDIÇÕES
Capa
Priscilla Andrade

**Texto de acordo com as normas do Novo Acordo Ortográfico da Língua Portuguesa
(Decreto Legislativo nº 54, de 1995)**

Da Academia FMRP-USP (1977) à Climatérium® Ltda. EPP (2017)
Prevenção das doenças crônicas não transmissíveis e degenerativas

Dados Internacionais de Catalogação na Publicação (CIP) de acordo com ISBD

Ficha elaborada pelo bibliotecário Vagner Rodolfo da Silva CRB-8/9410

I11c   Iannetta, Odilon

Climatério para mulheres modernas / Odilon Iannetta. – Cotia: Pandorga, 2021.

208p.; 16x23 cm.

Inclui bibliografia e índice.
ISBN: 978-65-8714-041-4

1. Saúde. 2. Saúde feminina. 3. Ginecologia. 4. Prevenção. 5. Climatério. I. Título.

CDD 610.7
CDU 613.99

Índice para catálogo sistemático:
1. Saúde da mulher 610.7
2. Saúde da mulher 613.99

2021
IMPRESSO NO BRASIL
PRINTED IN BRAZIL
DIREITOS CEDIDOS PARA ESTA EDIÇÃO À
VITAL EDITORA
RODOVIA RAPOSO TAVARES, KM 22
GRANJA VIANA – COTIA – SP
Tel. (11) 4612-6404

WWW.EDITORAPANDORGA.COM.BR

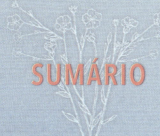

SUMÁRIO

AGRADECIMENTOS 7

APRESENTAÇÃO 9

UM NOVO TRATAMENTO PARA AS MULHERES DE UM NOVO TEMPO 15

COMO TUDO COMEÇOU... 19

A MUDANÇA PARA A VISÃO PREVENTIVA 25

A EXPECTATIVA DE VIDA, A OSTEOPOROSE E O SABER MÉDICO 29

ENTRE UMA COISA E OUTRA 39

A MUDANÇA DO CICLO MENSTRUAL AO LONGO DOS SÉCULOS 47

O CLIMATÉRIO TARDIO 55

OS ÓRGÃOS E SISTEMAS MAIS ACOMETIDOS POR ENFERMIDADES 65

OS APARELHOS, ÓRGÃOS E SISTEMAS E OS MOMENTOS DE INVOLUÇÃO: COMO OS HORMÔNIOS PODEM CONTRIBUIR PARA PRESERVAR A SAÚDE DA MULHER EM CLIMATÉRIO? 77

COMPORTAMENTOS QUE DEVEM SER EVITADOS PARA MANTER A BOA REGULAÇÃO HORMONAL 137

AS QUEIXAS NO PERÍODO DO CLIMATÉRIO 139

CLIMATÉRIO E IMPACTOS NA SAÚDE DA MULHER 151

O QUE AS QUEIXAS SIGNIFICAM? 167

O CUSTO DA VISÃO CURATIVA E O CLIMATÉRIO 171

EXEMPLOS PRÁTICOS DA INTERAÇÃO ENTRE CORPO, MENTE E MEIO AMBIENTE ... 175

SOBRE O AUTOR 179

INFORME ESPECIAL 183

REFERÊNCIAS 185

AGRADECIMENTOS

Meu eterno agradecimento às mulheres que acreditaram e comprovaram, na prática diária, que o conteúdo da minha fala é verdadeiro.

Agradeço também aos meus pais, Nicola e Odila, que não pouparam esforços para que eu estudasse; aos meus irmãos, Caetano, Palmiro e Meire, aos meus filhos, Fabrício, Renata e Rafael, e aos meus sobrinhos, Caetano, Mauro e Marina, dos quais recebo estímulos constantes para não parar de contestar, desde que firmado pelo saber contemporâneo.

À Claudia, por entender que, para eu integrar as gigantescas informações obtidas das pesquisas realizadas ao longo de décadas, necessitava de um convívio no qual se compreende que o processo criativo, em sua maior parte, é silencioso e isolado, e seu resultado, divulgado somente após sua concretização.

Grato.

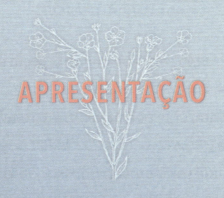

APRESENTAÇÃO

"A tragédia da vida é que ficamos
velhos cedo demais e sábios tarde demais."
Benjamin Franklin
(1706–1790)

Sábio aquele que reconhece que "o mundo é das mulheres". Essa é uma verdade que pode ser atestada, entre outras coisas, por meio dos indicadores populacionais. No Brasil, elas respondem por 51,7% do nosso contingente (PNAD, 2018).

Nas últimas décadas, podemos dizer que as mulheres vêm sendo responsáveis por diversas revoluções, que foram responsáveis por dar a elas o reconhecimento e a conquista dos direitos cabíveis e merecidos.

Mas, como nem tudo são flores, com o bônus pode vir o ônus. A mulher do século XXI passou, desde muito cedo, ainda na juventude, a protagonizar diversos papéis na sociedade, assumindo uma dupla, muitas vezes tripla, jornada de "trabalho". Divididas entre vida pessoal e profissional, muitas vezes acabam preterindo o seu autocuidado para poder gerir com excelência suas tarefas — seja em seus empregos, seja em suas casas, como mães, filhas, esposas.

Sim, ser multitarefas pode ter um custo alto. E quem paga a conta? A saúde.

Enquanto ainda somos jovens, nosso corpo nos acompanha e isso pode nos dar uma falsa ideia de que somos invencíveis, que nada pode nos prejudicar ou nos parar. Sentimos como se nossa saúde fosse de ferro. De fato, nesse período nossos hormônios estão a mil e nossas reservas costumam estar com força total. Se você se sente ou já se sentiu assim, preciso dizer que é um ledo — e comum — engano acreditar que seremos saudáveis para sempre sem algo essencial: o cuidado com a nossa saúde. Com o passar dos anos, os comportamentos que adotamos dia após dia vão-se acumulando e transformando em fatores de risco que podem impactar severamente nossa saúde. Resultado: enfermidades crônicas que foram adquiridas ao longo da vida. Começa, a partir disso, um ciclo sem fim, de ingestão diária de inúmeros comprimidos, praticamente um para cada sintoma relatado ao médico.

Por diversos motivos, as mulheres, principalmente aquelas que hoje estão na casa dos 40 anos para cima, não receberam ao longo da vida as orientações básicas para realizar as PREVENÇÕES PRIMÁRIAS e SECUNDÁRIAS que poderão auxiliá-las na PREVENÇÃO DE DOENÇAS. Apesar de passarem boa parte de suas vidas planejando a aposentadoria, muitas não se preparam para a nova fase no quesito SAÚDE e, erroneamente, por falta de informação, acabam "consultando" os noticiários, jornais e revistas. Por fim, são vítimas de propagandas enganosas. Quando são atendidas por um médico humanista, descobrem que as doenças crônicas são as que têm a maior prevalência entre os brasileiros, sendo a principal causa de morte.

Em sua última Pesquisa Nacional de Saúde (PNS), o Instituto Brasileiro de Geografia e Estatística (IBGE) apontou os quatro sistemas do corpo humano mais acometidos por doenças crônicas:

1) Osteomuscular;
2) Cardiocirculatório;
3) Endócrino;
4) Psíquico.

As doenças que atingem esses quatro conjuntos são responsáveis por 72% das mortes de brasileiros acima de 60 anos, sendo as mais comuns:

1) Dor na coluna, dor nas juntas, osteoporose, fraturas, fibromialgia e tendinites;
2) Hipertensão, doenças vasculares cerebrais e infarto;
3) Diabetes, obesidade e outras doenças metabólicas;
4) Depressão e ansiedade.

Atualmente, essas enfermidades estão associadas ao estilo de vida contemporâneo: agitação dos grandes centros, sedentarismo, estresse, má alimentação, consumo excessivo de cigarros e bebidas alcoólicas e hábitos relacionados. Além do estilo de vida, a falta de prevenção e o uso incorreto de remédios farmacêuticos pioram ainda mais o quadro de saúde dos brasileiros.

Ao se depararem com essas informações, as mulheres em período de climatério (fase que compreende o momento do término da vida reprodutiva, tendo seu encerramento com o início da menopausa), ao mesmo tempo que as contestam, perguntam:

"Por que **não** somos orientadas a procurar os médicos ANTES de surgirem os sintomas ou sinais dessas doenças?"

E, por não terem sido instruídas adequadamente até então, muitas entram em pânico ao adquirir a consciência acerca das causas e gravidades de tais mazelas.

Eu sempre lhes explico que a saúde em longo prazo é uma conquista pela qual se trabalha diariamente, dia após dia. Além disso, já existem tecnologias de ponta capazes de rastrear preventivamente doenças crônicas e degenerativas, porém tais recursos são extremamente desconhecidos, visto que pouco ouvimos falar sobre eles em meios de comunicação. Entretanto, é inconcebível que ainda se mantenha como senso comum a ideia de que os médicos são prescritores e que só é possível tratar doenças em vez de preveni-las. A própria Organização Mundial de Saúde (OMS) define "saúde" como "um estado de completo bem-estar físico, mental e social e não somente ausência de afecções e enfermidades".

Para tanto, a medicina do século XXI exige a aplicação dos conhecimentos preventivos, reflexivos e empreendedores em saúde no caso de todas as ações médicas. Assim, o profissional deixa de ser um serviçal das indústrias, rendido a toda sorte

APRESENTAÇÃO

de soluções medicamentosas lançadas, que nada mais são do que apenas novos nomes e novas embalagens de produtos já existentes há anos. A medicina que conheço — e pratico há anos — não se baseia em fármacos, mas sim em oferecer estratégias que possibilitem antecipar-se às enfermidades. E, como disse, na prevenção em lugar do adoecimento e dos anos de dependência de medicamentos para poder "sentir-se saudável". A verdadeira longevidade saudável, com autonomia e qualidade de vida, é sinônimo de autocuidado — físico, mental e emocional.

Foi pensando em como contribuir com o empoderamento da mulher como protagonista da sua longevidade, e devido à inversão dos mais diversos tipos de valores (sociais, econômicos, religiosos e culturais) em nosso país, bem como a pedido de pacientes, que decidi escrever este livro. Uma obra que espero ser utilizada como uma ferramenta por meio da qual seja possível encontrar orientações básicas sobre o período do climatério. Afinal, o que mais vejo são mulheres revoltadas com os atendimentos que elas têm recebido (e têm toda a razão). Essas pacientes já não aceitam mais que médicos, detentores de tanto conhecimento científico, sejam deslocados do centro das decisões e passem a ser dirigidos pelo marketing (cujo foco principal é o lucro em vez da saúde).

Ao longo de minha carreira como ginecologista e obstetra, já me deparei com inúmeros absurdos, heresias mesmo, sobre a saúde feminina, propagadas repetidas vezes. Como sabemos, até os mais loucos despautérios, quando repetidos aos quatro ventos, por diversas fontes, passam a ser tomados como verdades. Quer apenas um exemplo, muito comum? A orientação de que a mulher "deve fazer uso adequado e reforçado de cálcio, sob pena de, no futuro, ser acometida pela osteoporose". O fato é que, ao observarmos a escala periódica, constatamos que o cálcio é um único elemento químico, ou seja, não há diversos cálcios, mas apenas um. E o cálcio não trata (e nunca tratou) a osteoporose, mas foi utilizado por mais de meio século para esse fim, enquanto a verdade científica se mantinha desconhecida.

Por isso sou um apaixonado pelos conhecimentos científicos aplicados e testados, com base nas especificidades do organismo de cada paciente! É preciso consolidar os conceitos das pesquisas em sua prática médica diária, controlando todas as intervenções instituídas, e não apenas avaliar se as queixas melhoraram ou desapareceram.

Este livro não tem a intenção de confrontar relatos de outras obras, discuti-las ou compará-las, mas discorrer sobre o que aprendi nos bancos da academia (que tive o privilégio de cursar) ao defender as teses dedicadas às mulheres no climatério. Por mais de três décadas, tais conhecimentos vêm sendo comprovados na prática do acolhimento diário. Acredite: sem conhecer o paciente em todas as suas esferas, de nada adiantaria deter todo o conhecimento do mundo. Eu, você... somos únicos.

UM NOVO TRATAMENTO PARA AS MULHERES DE UM NOVO TEMPO

Em minha clínica, sempre ouço as pacientes relatarem que não sabem a razão da sensação contínua de estafa física, mental e social, com as queixas interpretadas, por muitos profissionais, como próprias da terceira idade. Na verdade, ocorrem devido às múltiplas carências existentes não detectadas ao longo da vida, em virtude da inadequada e imprecisa solicitação de exames laboratoriais e subsidiários, sem os quais é impossível caracterizar todos os fatores relacionados. O quadro deve ser investigado como orienta a ABORDAGEM MULTIDISCIPLINAR DA MEDICINA PREVENTIVA DA SENILIDADE FEMININA, sobre a qual falarei mais adiante. Portanto, é preciso solicitar os exames necessários e todos que sejam úteis para os objetivos propostos.

Seja para aquelas que passaram a vida dedicando-se exclusivamente ao núcleo familiar, seja para as que se dividiram entre o lar e tantas outras tarefas profissionais, estamos falando de mulheres que "tomaram para si" múltiplas responsabilidades. Esse "acúmulo" é louvável, mas, certamente, os efeitos secundários tardios à saúde podem ser inevitáveis, como já observei em minhas pacientes.

Assumindo diversos papéis, será que lhes restará tempo para fazer a prevenção para o corpo e a mente e defender-se dos agravos causados pelo meio ambiente competitivo a que estão submetidas? Acredite: o maior ativo que podemos aprender para envelhecer bem é fazer a melhor gestão do nosso tempo, de maneira que coloquemos a saúde em primeiro lugar. Entenda: autocuidado é premissa. Caso contrário, assistiremos a mulheres que são presas fáceis de todas as causas epigenéticas que se possam manifestar na velhice, como doenças crônicas e degenerativas.

Talvez você se esteja perguntando: "O que meu climatério tem a ver com tudo isso?". Pois bem, é exatamente essa abordagem preventiva multidisciplinar para o período do climatério que deve ser realizada a cada seis meses, anual ou bianual, conforme a idade das pacientes e dos resultados dos exames basais necessários, e que possibilitará o rastreamento e predição de inúmeras enfermidades.

Enquanto médicos, ao assumirmos uma postura integrativa, voltada ao saber escutar o paciente, como preconizado na abordagem psicossomática, passamos a oferecer um atendimento que avalia o ser humano como um todo; ao contrário da visão curativa, que simplesmente atende e trata em função das queixas referidas e observadas com elevada frequência nas mulheres, como acontece na maioria dos estados brasileiros e em grandes centros de referência de atendimento médico.

Para ser médico da saúde, é preciso abandonar a crença de que a doença deve ser o seu único vínculo com o paciente.

A visão implementada no início do século passado, muito restritiva, focava exclusivamente na segmentação da medicina por especialidade, o que possibilitou a ampliação dos conhecimentos científicos sobre cada órgão. O paciente, ao ir ao cardiologista, tinha seu coração examinado. No ginecologista, o atendimento restringia-se ao exame dos genitais e das mamas. Como é possível promover saúde integral, observando o indivíduo "por partes", sendo que sua saúde está no todo?

A meu ver, a abordagem era limitada e sempre deixava a desejar, porque a mulher, sendo o ápice da escala filogenética, possuindo a "fagulha divina", aquela que perpetua a espécie, um ser humano complexo, necessita de uma atenção integrada, que tivemos a felicidade de criar em 1979. Há quatro décadas, falar em promoção de saúde poderia soar "insano".

Essa visão multidisciplinar reflexiva, que venho aplicando desde aquele ano nas mulheres no período do climatério, e que vários colegas pelo Brasil diziam se tratar apenas de uma filosofia de atendimento e tratamento, é o que relato neste livro. Uma filosofia que observo estar cada dia mais e mais consolidada por aqueles que conhecem e praticam o conceito da medicina integrativa. Curiosamente, um ano após meu ingresso nessa abordagem multidisciplinar, voltada para um envelhecimento saudável, a Assembleia Geral da Organização das Nações Unidas

(Agonu), em 1980, ao constatar o aumento populacional mundial dos indivíduos acima de 60 anos, passou a reconhecer o valor universal dos problemas relacionados à velhice. Tendo verificado que o acréscimo demográfico mundial ocorria de forma acelerada e exponencial, a ONU desafiou os governos dos países mais ricos e todas as instituições especializadas que prestavam atendimento para essa faixa etária a contribuírem de todas as formas possíveis para a resolução dos principais problemas que acometiam os idosos.

Assim, o tempo decorrido, as mudanças sociais, econômicas e culturais, comprovadamente responsáveis por acelerar o envelhecimento, revelaram que a visão multidisciplinar é verdadeiramente eficaz.

COMO TUDO COMEÇOU...

Entre os anos 1976 e 1979, o Conselho Diretor do Hospital das Clínicas da Faculdade de Medicina de Ribeirão Preto-USP (HCFMRP-USP) analisou os resultados observados em um extenso trabalho piloto de casos particulares de **1.093** pacientes e aprovou o projeto para a criação da **ABORDAGEM PREVENTIVA MULTIDISCIPLINAR DA SENILIDADE FEMININA**, tendo como objetivo principal a realização dessa rotina nos atendimentos do Ambulatório (ACLI) do HCFMRP-USP.

Ao constatar a eficácia da nova abordagem, em 1979 foi fundado o que se tornou o primeiro, no mundo, "Serviço Público Multidisciplinar a pacientes no período do climatério", no HCFMRP-USP. Um espaço destinado ao atendimento da mulher entre 40 e 65 anos de idade, fase até então relegada ao descaso e cujas mazelas eram compreendidas como "naturais" e inerentes à idade, que não precisavam de tratamento; na verdade repleta de múltiplas queixas decorrentes, em sua maioria, das alterações primárias da deficiência ovariana e de outras glândulas do sistema endócrino, e que fazem as pacientes procurarem vários profissionais de múltiplas especialidades — e sem resolver suas queixas! Agora, passávamos a contar com um local em que a mulher *pré-menopausada* seria devidamente acolhida, ouvida, cuidada.

A prestação do serviço teve como principal objetivo oferecer o RASTREAMENTO PREVENTIVO durante essa longa fase da vida, com a finalidade de impedir a instalação das enfermidades crônicas que apresentavam maiores prevalências e morbimortalidades em idosos.

Na oportunidade, três foram os objetivos estabelecidos para a prestação do serviço:

- Interrogar e identificar as queixas mais frequentes para disponibilizar a abordagem multidisciplinar individual no atendimento da mulher no climatério;
- Por meio da epigenética (que estuda mudanças no funcionamento de um gene), analisar as participações de micro e macrossistemas como fatores de soma ou potenciação das enfermidades que se instalam na mulher senil (ou seja, maior de 65 anos), isto é, medir e analisar como determinado gene pode agravar ou inibir o surgimento de uma doença;
- Não havendo contraindicação absoluta, iniciar a reposição hormonal personalizada por meio dos controles minuciosos dos níveis dos hormônios estrogênicos disponíveis no sangue, dos diferentes compartimentos endócrinos, bem como seus controles em curto prazo, com a finalidade de avaliar a eficácia sobre os diferentes órgãos e sistemas, e em todos os retornos dar ênfase à espessura do endométrio e às alterações no tecido mamário.

Essa estratégia inovadora permitiu detectar e confirmar, ao longo das faixas etárias, que no período do climatério as enfermidades não rastreadas poderiam apresentar elevada prevalência e morbimortalidade na fase senil. Ainda foi possível observar e relacionar os aspectos sociais, econômicos e culturais envolvidos que potencializam o agravamento de várias enfermidades.

> ### O que é senilidade?
>
> **Trata-se do processo natural de declínio gradativo das funcionalidades dos sistemas do organismo humano (imunológico, cardiovascular, endócrino e outros). A idade senil começa aos 65 anos de idade ou mais, ou seja, um indivíduo senil nada mais é do que um idoso.**

Com a nova estratégia e visão aplicada, estudos de casos pertinentes e trabalhos científicos publicados, passamos a oferecer as orientações básicas na prática diária. Desta forma, foi possível verificar a real importância da mudança no estilo de vida para valorizar a saúde em detrimento das enfermidades. Foram oferecidos às pacientes conhecimentos básicos sobre a higiene bucal, anal e vaginal, bem como sobre a higiene das mãos, das unhas e dos pés, além de orientações sobre hábitos e costumes, informações mínimas quanto a atividades físicas, nutrição e a importância de aprender a adequar os produtos ingeridos na alimentação. Também se discutiu o uso de álcool, xantinas (substâncias estimulantes como cafeína), nicotina, refrigerantes, açúcar, sal e produtos ultraprocessados, entre eles os embutidos, que contêm conservantes, estabilizantes, espessantes, recebendo ênfase os vários agrotóxicos que contaminam uma série de vegetais, água e alimentos — substâncias aquelas de alta toxicidade, com potencial de comprometer o sistema endócrino severamente. Orientou-se ainda sobre a importância de manter o peso e a pressão arterial estáveis e não deixar de praticar exercícios físicos regulares.

Todas as informações abordadas visavam, sem exceção, à preservação da saúde, e, por dois anos consecutivos, ministrei palestras na FMRP-USP, que despertaram grande interesse nas pacientes do SUS e nas que se encontravam no período do climatério. O mérito dessa ação, porém, foi desconsiderado, e, para muitas pessoas que se autodenominavam ou eram tidas como "intelectuais", as palestras foram consideradas algo superficial, secundário e desnecessário. O tempo se encarregou de provar que contra fatos não há argumentos. O climatério é crucial para alcançar uma longevidade saudável — uma verdade hoje considerada irrefutável.

Nos casos em que havia indicação, além das orientações básicas, iniciamos também adições de micronutrientes, oligoelementos (elementos disponíveis na alimentação, mas em menor concentração: zinco, ferro, cobre, manganês, cromo, selênio e iodo), bem como o uso em excesso do uso de flúor na água e na pasta dental. Também passamos a efetuar, pela pele, a reposição de todas as deficiências detectadas por meio da ingestão oral de doses fisiológicas, para que fossem adequadamente absorvidas pela circulação, e, em casos específicos, por via vaginal, anal e subcutânea, com controles rigorosos e sempre respeitando as dosagens sanguíneas dentro dos limites da normalidade dos diferentes produtos, em decorrência da elevação progressiva das doenças crônicas e da prescrição de produtos artificiais e industrializados.

Havia ainda os casos em que, após exames e investigação minuciosa, constatavam-se sinais iniciais da redução na reserva ovariana, consistente na diminuição da quantidade de óvulos disponíveis no ovário da mulher para a fecundação, o que se deve também à redução do volume ovariano. Passávamos então a introduzir, quando necessário e de forma aditiva e complementar, os níveis hormonais dos ovários e dos demais compartimentos endócrinos. Entenda-se aqui o período do climatério como o início da reposição hormonal, sempre que necessário, como ferramenta de prevenção de doenças.

As mudanças sugeridas tiveram e têm o intuito de propiciar o equilíbrio que existe entre os diferentes órgãos e sistemas do corpo humano para manter o estado funcional e incrementar, de forma personalizada, a atividade física e mental das mulheres no período do climatério, que é a fase derradeira da vida para a prevenção de inúmeras enfermidades que acometem os idosos e causam 72% das mortes acima de 60 anos (IBGE, 2016).

Sabíamos que esses problemas decorriam do sobrecarregado cotidiano dessas mulheres, bombardeadas pelas inúmeras solicitações inerentes às diferentes atividades profissionais que exerciam, somado ao baixo nível hormonal e ao estresse a que estavam sendo submetidas, os quais acarretam a deterioração precoce na estrutura de sustentação do aparelho osteomuscular — não é difícil compreender que o somatório do excesso dessas condições potencializa as múltiplas queixas referidas pelas pacientes no período do climatério.

Com a criação da nova abordagem, a prestação do serviço nessa difícil fase da vida da mulher permitiu observar a dimensão, a extensão e a importância do desafio que estávamos assumindo de forma pioneira, ao mesmo tempo contribuindo de forma efetiva para a adequação da saúde da mulher moderna aos novos desafios a que é sujeita.

A MUDANÇA PARA A VISÃO PREVENTIVA

Quando paramos para analisar os três últimos séculos, constatamos um aumento expressivo na expectativa de vida e no tempo de sobrevida útil. Assim, quando da instalação do pioneiro Serviço Público Multidisciplinar de Climatério, as orientações iniciais oferecidas à mulher visavam corrigir um grave erro semântico, que por centenas de anos permaneceu e ainda é comum escutar: que a mulher deveria ser tratada na menopausa.

De acordo com esse pensamento, que considero arcaico e pouco eficaz, as condutas permaneciam restritas às prescrições de cremes vaginais, por exemplo, com a finalidade de reduzir exclusivamente a secura vaginal, fato sempre presente após o término das menstruações — mas por deficiência estrogênica e devido à ausência da avaliação conjunta dos diferentes compartimentos endócrinos, não se tratando de algo que possa ser resolvido com cremes.

Na verdade, a palavra menopausa significa apenas a última data do fluxo menstrual, tendo ocorrido pelo menos um ano antes. Assim, como se refere a uma data, jamais poderá ser convencionada, da mesma maneira que tratamos do aniversário de qualquer pessoa.

> **O correto é as mulheres aprenderem o que é realmente a menopausa e divulgarem entre as amigas que estão convivendo com o período do climatério, antes ou depois da data da menopausa e, ao longo desse período, realizar os controles e efetuar as devidas reposições para os diferentes compartimentos endócrinos e para as carências do metabolismo intermediário, assim como a reposição dos oligoelementos, nutrientes básicos etc.**

Desta forma, esse simples entendimento impede que as mulheres percam mais de dez anos de prevenção e iniciem, em tempo adequado, as diferentes intervenções que impedirão a instalação da temerosa osteoporose, desde 1992 considerada uma ex-enfermidade silenciosa.

Assim, por exemplo, a mulher poderá diminuir as queixas referentes à dor no ato sexual, que denominamos DISPAREUNIA, e de vários outros sintomas frequentes, tardios, intensos e excessivamente incômodos que ocasionam o afastamento da atividade sexual, gerando conflitos entre os cônjuges, além de afetar a qualidade de vida. Por inúmeras vezes ouvi o comentário: "Além de propiciar prazer ao meu parceiro, embora não sinta absolutamente nada durante a relação, no final minha vagina fica ardente e dolorida". Diante da manutenção da queixa, no início do tratamento médico eram orientadas a procurar um psicólogo ou psiquiatra para entender melhor as razões intrínsecas de suas reclamações, já que na época eram referidas como próprias da idade. A visão multidisciplinar aplicada ao longo do período do climatério facilita ao casal compreender que, a despeito de cada parceiro criar o próprio prazer, quando imbuídos do mesmo objetivo, potencializam-se os vínculos e ambos atingem o ápice em todas as relações.

Não nos podemos esquecer de que essas orientações são importantes, MAS, EM MUITOS CASOS, A CAUSA É FÍSICA, devido à atrofia genital decorrente da queda intensa dos hormônios estrogênio, androgênio e os demais, que por sua vez devem sempre ser avaliados exclusivamente por meio dos níveis hormonais presentes no sangue, na saliva ou por outros meios.

Em muitas oportunidades, apenas conseguíamos comprovar que a causa era puramente orgânica por meio das dosagens repetitivas, com intervalos mensais. Quando mudávamos a via de administração, passando da via oral para a subcutânea, ocorria o desejado: a eliminação da maioria das queixas e, consequentemente, o resgate da qualidade de vida.

Logo, essas duas informações revelam, de forma simples, a importância da abordagem que instituímos, a qual, na verdade, estávamos propiciando às mulheres desde 1979, quando iniciamos a abordagem da Medicina Preventiva da Senilidade Feminina.

Após três décadas, vê-se que essas mulheres não foram ensinadas e, por essa razão, não compreenderam que a velhice associada à enfermidade é uma ideia resultante do conjunto de processos naturais do envelhecimento, de conceitos filosóficos e aspectos antropológicos somados ao atual meio ambiente insalubre. Esse é um quadro que se torna propício à instalação das enfermidades na mulher idosa, devido única e exclusivamente ao desinteresse dirigido à saúde preventiva no período do climatério. Quando as novas diretrizes não são aplicadas, criam-se e perduram as doenças ao longo da derradeira fase. O IBGE, em 2016, comprovou que pelo menos 72% das doenças crônicas não transmissíveis podem e devem ser prevenidas. Por essa razão, em 1996 criei o aforisma:

Não viemos ao mundo para morrer de doenças crônicas (Iannetta, 1996).

A visão multidisciplinar enquadra-se na realidade relatada pelas pacientes, porque permite escutar o que têm a dizer, até porque, a cada dia, de forma acelerada e universal, estão ocorrendo mudanças de hábitos e costumes decorrentes das novas atividades profissionais que surgem, obrigando-as a se readaptar quase instantaneamente.

A EXPECTATIVA DE VIDA, A OSTEOPOROSE E O SABER MÉDICO

Se nos reportarmos à época dos gregos e romanos, verificaremos que a sobrevida girava em torno dos 18 aos 25 anos; na Europa, no século XVII, entre 25 e 30 anos; no século XVIII, em torno de 30 e 45 anos; e, no início do século XX (1901), na França, o mais importante país do mundo, a sobrevida atingia os 52 anos.

Ao analisarmos os cálculos de expectativa de vida nos dias de hoje, verificamos valores jamais imaginados. As projeções para o Japão são que a mulher, em 2030, viverá em média 92,7 anos, enquanto o homem, 86,5 anos. Na atualidade, em muitos países desenvolvidos, as idades atingiram 86,2 anos e 83,6 anos, respectivamente, para homens e mulheres (Boletim da ONU, 2003).

EXPECTATIVA DE VIDA EM 2050 (ONU, 2003)

MUNDO	MULHER	HOMEM
PAÍSES DESENVOLVIDOS	92,7a	87,5a
PAÍSES EM DESENVOLVIMENTO	86,7a	82,3a

No ano 2000, a população idosa, ou seja, de pessoas acima de 65 anos, superou 600 milhões de habitantes, e as inferências da ONU para 2030 são que mais de 40% da população da Itália, da Alemanha e do Japão serão compostos por pessoas acima de 65 anos (Boletim da ONU, 2003).

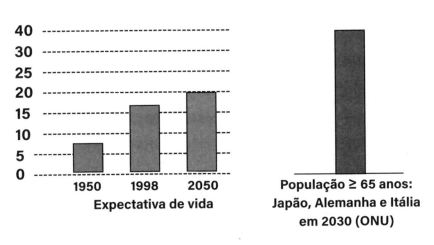

POPULAÇÃO (%) MUNDIAL ACIMA DE 65 ANOS (1950-2050)
INFERÊNCIA (ONU, 2003)

Expectativa de vida

População ≥ 65 anos: Japão, Alemanha e Itália em 2030 (ONU)

No Brasil, segundo o IBGE, em 1970, havia 4,7 milhões de habitantes acima de 60 anos, e em 1980 o número passou para 7,2 milhões de habitantes. No entanto, de 1960 até 1980, ocorreu um acréscimo de 116% na população acima de 60 anos e de 204% na faixa etária de 35–60 anos, período que engloba praticamente todo o climatério feminino, que compreende dos 40 aos 65 anos.

No levantamento demográfico de 2003, o IBGE revelou que no Brasil a mulher vivia em torno de 72,6 anos, e o homem, 64,8 anos. Já em 2008, o mesmo instituto registrou que a população

A EXPECTATIVA DE VIDA, A OSTEOPOROSE E O SABER MÉDICO

de idosos atingiu praticamente o número dos adolescentes, ocorrendo uma mudança expressiva no formato da pirâmide em sua base populacional brasileira. Acima de 60 anos, temos mais de 14,5 milhões de pessoas; aproximadamente 60% são mulheres, das quais mais de 50% são responsáveis pela manutenção familiar.

O que tem preocupado os médicos com visão preventiva e reflexiva é que a população brasileira alcançou 202.768.562 pessoas (IBGE, 2014), e, entre estas, há 24.850.000 de habitantes portadores de osteoporose. Os idosos (pessoas acima de 60 anos) correspondem a 12,6% da população brasileira — destes, os portadores de osteoporose equivalem a 30% das mulheres (7.455.000) e 13% dos homens (3.230.500), o que atinge um total de 10.685.500 pessoas, ou seja, 43% da população de idosos (IBGE, 2014).

A gravidade do problema de saúde pública pode ser dimensionada ao comparar o contingente de portadores de osteoporose, 10.685.500 (IBGE, 2014), com a população da capital das seis mais importantes cidades brasileiras no mesmo ano: São Paulo (11.895.893 habitantes); Rio de Janeiro (6.453.682); Brasília (2.852.372); Belo Horizonte (2.491.109); Salvador (2.902.927) e Fortaleza (2.571.896).

A magnitude e a gravidade do problema são potencializadas em decorrência da ausência de uma política dirigida à prevenção, isto é, atenção primária e secundária à osteoporose e a demais doenças crônicas e degenerativas, por não agregar TEC-NOLOGIAS INOVADORAS que efetivamente contribuam de forma inquestionável tanto para o CAPITAL SOCIAL como para o CAPITAL HUMANO, sem restrição de qualquer natureza.

O conceito inicial da osteoporose na pós-menopausa, descrito por Albrigth, Bloomberg e Smith, na Revista *Transactions of the Association of American Physicians*[1], e registrado no início do século passado, caracteriza a enfermidade estabelecida, vale dizer, o quadro clínico irreversível, que se encontra ultrapassado pelo próprio tempo.

Ao unirmos a abordagem preventiva à visão curativa atual, é possível reduzir de 70 a 80% dos casos de osteoporose e, o mais importante, diminuir de forma expressiva as fraturas de coluna torácica e do quadril, as mais graves consequências da doença, além dos problemas que engrossam as filas do INSS e das doenças crônicas que atingem a população brasileira. Se isso não bastasse, a WHO — World Health Organization (Organização Mundial da Saúde), por meio de análises estatísticas, aponta que o Brasil, em 2025, será o sexto país mais populoso em idosos no mundo. Para os que desconhecem a informação, resta somente incorporar a abordagem preventiva para o envelhecimento (senilidade) feminino e masculino, porque o Brasil, caso mantenha e valorize a visão exclusivamente curativa e terciária

---

1. Transactions of the Association of American Physicians, n. 55, p. 298, 1940.

(ou seja, com foco na doença), certamente será transformado no maior depósito de fraturados do mundo.[2]

Qual, então, seria a maneira de impedir que tenhamos uma geração de brasileiras idosas, cuja velhice será marcada pela osteoporose, com fraturas da coluna torácica e de quadril? Para reduzir o risco do comprometimento da saúde da mulher, é preciso, desde a juventude, promover a Medicina Preventiva da Senilidade Feminina. Essa é uma ação que começa com o conhecimento das causas primárias da osteoporose, que na verdade é ocasionada pela deterioração da estrutura de sustentação óssea, a matriz proteica óssea, e não relacionada à queda de cálcio, como ainda é comum ser informado pelos veículos de comunicação. Uma inegável e vergonhosa propaganda enganosa.

Se isso não bastasse, mais recentemente o conhecimento científico relata que a obesidade potencializa o risco de desenvolver a osteoporose. Isso acontece devido ao comprometimento da sustentação óssea, decorrente do quadro inflamatório comum ao sobrepeso, que inibe a ação dos chamados "osteoblastos", que são as células formadoras da estrutura de sustentação óssea, a proteína óssea.

---

2. Diante do descaso e da preocupação com o desdém que há décadas a mulher tem recebido, publiquei na Revista Femina, órgão oficial da Febrasgo – Federação Brasileira das Associações de Ginecologia e Obstetrícia, em 2006, um texto em seu editorial, intitulado *Atualizar é Preciso*, em que pude indicar a urgente adaptação do saber médico aos problemas reais e atuais.

Em julho de 2019, o Ministério da Saúde divulgou os resultados de sua Pesquisa de Vigilância de Fatores de Risco e Proteção para Doenças Crônicas por Inquérito Telefônico (Vigitel), de 2018. Os resultados são alarmantes: verificou-se que houve um aumento de 67,8% nos últimos treze anos, saindo de 11,8% em 2006 para 19,8% em 2018.

O rastreamento dos marcadores intracelulares qualitativos reforça aos médicos reflexivos a importância da visão preventiva, multidisciplinar e a abordagem integralizada. Em 2016, Guerreiro *et al.* publicaram no periódico da Associação Brasileira de Nutrologia (Abran) o *International Journal of Nutrology (IJN)*, uma pesquisa que comprova a presença de alterações mesmo nos indivíduos com sobrepeso, revelando o mérito da Visão Preventiva da Senilidade Feminina.

Assim, é perceptível como o descaso com a saúde, ao longo de décadas, tem acarretado despesas anuais de bilhões de reais devido à prevalência do interesse de pequenos grupos sobre o da coletividade. Além disso, o fraco conteúdo programático relacionado ao tema em questão, oferecido nas escolas públicas e particulares, mantém os seres humanos ignorantes quanto à Medicina Preventiva Primária e Secundária.

Tenho, no entanto, constatado que as pessoas mais atentas estão sintonizadas com a liberdade de expressão oferecida pela internet, além de contestarem o elevado marketing induzido, ou seja, a propaganda enganosa. Ademais, referem que os conceitos modernos não são disponibilizados nas diversas academias brasileiras em decorrência de um poderoso filtro que barra os conhecimentos ligados à prevenção das doenças crônicas e degenerativas, bem como os graves desdobramentos causados pela osteoporose e pela obesidade.

De outra parte, a ciência contemporânea agrega novos conceitos, disponibiliza ferramentas qualitativas e identifica os sinalizadores comuns, marcadores que, ao serem utilizados, propiciam a prevenção efetiva de várias doenças crônicas e degenerativas. Ao fazer o rastreamento da estrutura de sustentação óssea, que se deteriora progressivamente a partir da infância — e não, como tem sido divulgado desde 1940, que a causa está centrada na queda do cálcio e acomete preponderantemente os idosos —, nas três Américas implementamos, a partir de 1996, um inovador e revolucionário exame de microarquitetura óssea, o qual, ao dispor de um específico algoritmo, em sua quarta geração (Nalle *et al.*), adapta as análises práticas à mudança de paradigma da osteoporose, estabelecida pela *National Institute Health* em 1984 e referendada na prática médica pelo **Projeto Genoma (1991–2003)**.

> **PROJETO GENOMA** é um trabalho conjunto realizado por diversos países visando desvendar o código genético de um organismo (podendo ser animal, vegetal, de fungos, bactérias ou de um vírus) através do seu mapeamento.

Um desses projetos, considerado como marco, é o Projeto Genoma Humano, que já está tendo um impacto na pesquisa de diversas áreas da ciência, em especial a biologia e medicina, com o potencial de lançar diversos desenvolvimentos científicos e comerciais.

Por sua vez, a despeito de tantas informações, existem as contrainformações, que oferecem publicidades infundadas e enganosas, impregnando as mentes desatentas com dados repetidos com elevada frequência, assim criando insegurança. No entanto, a liberdade de expressão tem colaborado sem dúvida e elevado o nível de conhecimento, a ponto de pacientes procurarem serviços médicos com informações e questionamentos jamais imaginados.

Da mesma forma, a mídia está repleta de marketing do tipo que "cria necessidades", muitas vezes subliminares, com informações médicas distorcidas, quando o seu dever constitucional seria prestar serviços sociais, ou seja, servir como veículo de orientação ao público de um modo diverso do atual.

Se as orientações corretas fossem disponibilizadas, não observaríamos exemplos absurdos, repetidos e transferidos como: "Ao persistirem os sintomas, o médico deverá ser consultado". Então, isso quer dizer que o médico vem somente depois da automedicação? Se as queixas não passarem, em vez de orientarem a procurar o serviço médico, deveriam orientar a retornar à farmácia ou a quem prescreveu a medicação, não? Isso é exemplo de venda que visa apenas ao lucro, que contribui para a enfermidade tornar-se crônica e ainda estimula a automedicação, o gasto indevido e, por fim, permite à farmácia transferir a responsabilidade para o médico. O segredo para alcançar saúde plena e longevidade saudável é antecipar-se à doença, preveni-la, e não remediá-la.

A comercialização de produtos por via eletrônica, que oferece um elevado número de medicações miraculosas, remédios que tratam de tudo, de calo a impotência e, pior, até o câncer, tem contribuído de forma expressiva para a negação da abordagem investigativa, multidisciplinar e preventiva — desviando, assim, a atenção para o uso exclusivo de medicações que não apresentam composição, doses utilizadas com comprovações das efetivas ações para o tratamento, inclusive com os efeitos referidos, e não apenas relatos dos usuários. Uma verdadeira "pajelança medicamentosa".

No entanto, devo reconhecer e não nego os importantes sucessos e progressos obtidos pelas sofisticadas tecnologias desenvolvidas pela indústria farmacêutica. Fato é que a questão consiste em usar com sabedoria, quando necessário, e não visando a lucros. E vou além: é preciso romper com determinadas crenças de que o climatério tem de ser sinônimo de doença, ou mesmo que a osteoporose é "coisa da idade". Estigmas impedem as mulheres de se tornarem as verdadeiras protagonistas de sua saúde e ainda interferem no direito de envelhecerem com qualidade de vida, gozando de boa saúde.

ENTRE UMA COISA E OUTRA

A redação deste livro, entre os meus atendimentos clínicos, teve início em 2014 e término em 2017, com alguns ajustes que se fizeram necessários no decorrer do processo editorial. O que observo é que a população do atual país líder mundial (Estados Unidos) está discutindo formas de assistência médica para os que não são assistidos por planos de saúde, revelando o descaso com o atendimento, o que gera uma inadmissível disparidade. No entanto, informo que apenas 8% da população mundial é detentora do direito reservado de usufruir de todos os benefícios proporcionados pelos avanços científicos e tecnológicos e consegue consumir totalmente o que é produzido, razão pela qual a pobreza e o descaso aumentam progressivamente.

Escrevo desta forma porque, no Brasil, não é mais necessário deslocar-se para o interior dos estados, ou para os estados mais pobres, como fazíamos antigamente, para observar o número de comunidades (favelas), pessoas sem atividade profissional, andarilhos e, o que é pior, sem assistência mínima à saúde. A OMS informou, em 2014, que 40% das crianças no mundo não têm sequer uma refeição por dia, e que alguns países estão sendo ou já foram trucidados.

Ainda diante de tanta catástrofe denominada "natural" e de tanta lei permissiva que foi aprovada pelo homem em várias "casas do povo", repetem-se a cada ano, no Rio de Janeiro, Belo Horizonte, São Paulo etc., novas enchentes, quedas de pontes e rupturas de comportas.[3] Tantos desastres geram ansiedade e estresse, por mais equilibrada e culta que uma pessoa seja, desencadeando uma série de enfermidades denominadas psicossomáticas, muitas das quais se tornam endêmicas e potencializam as queixas típicas do período do climatério. Como disse, está tudo interligado: corpo, mente e meio ambiente.

A postura inescrupulosa dos denominados "mandatários" cria uma cegueira coletiva reinante, resultando em uma passividade que conduz à eterna espera das bênçãos divinas, revelando que **"estamos vivendo num mundo onde, de tanto os olhos verem, o coração nada mais sente"**.

A pobreza extrema ao nosso redor não causa mais vergonha para os denominados letrados, religiosos e governantes. E, o que é mais grave, muitos ainda não perceberam que o lixo literalmente já bateu em todas as portas e se arrasta para a casa dos vizinhos, e nada fazem para minimizar os danos que estão causando a si próprios e à saúde de todos. Muitos estão se esquecendo de que as atitudes individuais têm grande peso no

---

3. Vide o caso da cidade de Mariana (MG) e os deslizamentos recorrentes de barragens.

coletivo, ou seja, o que faço e a maneira como conduzo minha vida tem impacto na sociedade da qual participo.

Pelas razões aqui descritas, vividas e já publicadas em periódicos científicos; por saber, como médico e professor, do dever de transferir conhecimentos básicos que contribuam efetivamente para o melhor entendimento do significado de TER SAÚDE (e boa saúde); por não concordar que as pessoas em diferentes níveis sociais sejam orientadas a aguardar a enfermidade acometê-las para iniciar o tratamento médico; por tais motivos redigi este manual de conduta para a mulher no climatério: um guia que tem como propósito promover boa saúde e longevidade saudável. Procurei cumprir o compromisso assumido com algumas pacientes que me solicitaram a desempenhar minha parte, aplicando o Capítulo I dos *25 Princípios Fundamentais do Código de Ética Médica*, que em seus artigos I e V diz:

> I — A Medicina é uma profissão a serviço da saúde do ser humano e da coletividade e será exercida sem discriminação de nenhuma natureza (...).
>
> V — Compete ao médico aprimorar continuadamente seus conhecimentos e usar o melhor do progresso científico em benefício do paciente.

Ao entender o significado desses dois princípios disponibilizados no Código de Ética Médica, os pacientes conscientes devem verificar se é exatamente isso o que está sendo oferecido quando são atendidos em instituições públicas ou privadas.

Esta é, portanto, a razão de procurar revelar, ao longo dos capítulos, o que penso ser importante para todos, por mim vivido e sempre comentado nas palestras proferidas, das reportagens e entrevistas para jornais, revistas e TVs, que, por serem instituições com compromisso social, devem abrir as portas para a população ter acesso às informações verdadeiras. O que tenho observado são pacientes desejosas de aprender o que faz bem à sua saúde e à de sua família, e não de continuar aguardando a instalação das enfermidades em estados irreversíveis para realizar os "tratamentos" durante o período final, que nada mais são do que meios de "manter a doença" em lugar de verdadeiramente promover a boa saúde.

Deste modo, realçando apenas alguns dos fatores perversos e as interações inadequadas que estabelecemos com o meio ambiente (fatores externos, epigenéticos), posso afirmar que neles nos deparamos com os fatores causais que desencadeiam, potencializam ou geram as enfermidades do chamado mundo moderno. A modernidade eliminou os limites entre as nações, facilitou o intercâmbio entre os territórios, transformando-os em um verdadeiro espaço livre, mas também em um campo de batalha filosófico, econômico e religioso sem limites, que tem produzido o reaparecimento de antigas doenças e um crescente aumento das doenças crônicas e degenerativas. Temos observado uma sociedade inflamada, o que é um terreno propício para as síndromes metabólicas, doenças autoimunes, isso sem falar naquelas da ordem da saúde mental, como depressão, ansiedade e tantas outras.

Neste preciso momento, em muitos países, o que se vê são as aplicações de atitudes perversas, indignas e corrompidas em todas as instâncias. Por essa razão, resta-nos apenas divulgar as bases mínimas para a preservação da saúde, que, em sua maioria, são de baixo custo e ao longo do período do climatério podem ser aplicadas em todos os níveis sociais, aqui apresentadas de forma clara e com elevada praticidade.

A única saída é lutar, ou seja, lutar no bom sentido, não permitir que os governantes e interessados continuem iludindo o povo com palavras que, na maioria das vezes, decorrem de releituras de antigos textos e que, ao usá-los em suas ações, não tiveram nem mesmo a coragem e muito menos a ética de citar os créditos dos autores.

Logo, essa postura precisa ser impedida, porque erros cometidos no passado não devem ser repetidos, ainda mais quando o povo é pouco instruído e com cultura restrita. Para tanto, as pacientes devem ser alertadas a ficar atentas e, devido aos impostos recolhidos, exigir das instituições que reciclem os atendimentos. Que revejam a maneira com a qual praticam a medicina. Desta forma, receberão os cuidados básicos para possibilitar qualidade no derradeiro período de vida, a fase senil — ou seja, a terceira idade.

Ao acompanhar inúmeras pacientes por mais de três décadas, constato que o maior privilégio para um ser é atingir a velhice de forma digna, com memória plena e ausência das enfermidades crônicas e degenerativas, ativo física e mentalmente, produtivo e integrado à sociedade da qual faz parte, utilizando o conhecimento adquirido ao longo dos anos para instruir os mais jovens, perpetuando saber e plantando a semente de que o envelhecimento saudável começa na infância, com atitudes preventivas e conscientes.

A denominação *idoso, velho* ou *terceira idade* é, na verdade, graça divina, que, aliada ao estado de saúde proporcionado pela Medicina Preventiva da Senilidade Feminina, aplicada ao longo do período do climatério, impedirá a dependência e permitirá seu ir e vir. Assim, jamais representará um estorvo para a família e a sociedade. Temos de exterminar o pensamento de que ser idoso é sinônimo de ser doente. **Aplicada desta forma, repito: ser senil será um verdadeiro privilégio, porque conseguirão atingir a FINITUDE SAUDÁVEL.** Envelhecer bem é uma dádiva da humanidade. Todos temos potencial para nos tornarmos longevos; a questão é: como chegaremos lá?

Portanto, ao longo da coordenação do Serviço Público Multidisciplinar de Climatério pioneiro no mundo, na FMRP-USP, e há 31 anos atendendo pelos meios particular e conveniado na Climatérium® Ltda., com mais de 450.000 procedimentos entre consultas, exames laboratoriais e ultrassonográficos, radiografias, cirurgias e tratamentos dos mais diferentes tipos, sempre tentei divulgar a verdade. E, neste momento, a despeito de muitas frases semelhantes, por ser adequado e propício, não poderia deixar de parafrasear o famoso Alexandre Herculano de Carvalho e Araújo, escritor, historiador, jornalista e poeta português da era do Romantismo (1810–1877), que disse:

> **"Diante da incompatibilidade do homem com o meio social e experienciando a imersão ética face à incompreensão do mundo, eu não me envergonho de corrigir os meus erros e mudar de opinião, porque não me envergonho de raciocinar e aprender."**

Por esta razão, a mídia, que tem importante papel na informação, deveria abolir as veiculações do marketing de criação de necessidade, cuja finalidade é gerar o desejo para imediatamente vender as "pseudossoluções". Desta forma, os profissionais responsáveis impediriam as propagandas enganosas, porque não viemos ao mundo para enganar e auferir lucros a qualquer custo.

A MUDANÇA DO CICLO MENSTRUAL AO LONGO DOS SÉCULOS

Após três décadas de serviços prestados a mulheres no período do climatério, tendo discutido e orientado milhares de procedimentos clínicos, posso dizer que, ao longo dessas intervenções, a principal razão para a mulher não se preocupar em buscar as abordagens preventivas decorre do marketing das indústrias farmacêuticas, que passaram a criar a imagem de que as doenças fazem parte do processo de envelhecimento, podendo apenas ser tratadas com fármacos, e que o medicamento sempre será a solução para os seus problemas.

A partir dessa conjunção, as indústrias criaram imagens fictícias, gerando ilusões semelhantes àquelas de quando éramos crianças — bastava que nos comportássemos corretamente ao longo do ano para mantermos a esperança de ser recompensados no Natal.

Por incrível que pareça, muitas pacientes chegavam a entender que, nesse período de climatério, o sofrimento por muitas referido era normal. Tudo isso por terem recebido falsas e inadequadas informações. Para elas, com o tempo, tudo passaria, quando na verdade a abordagem preventiva orienta, aprimora e permite o crescimento consolidado com informações atualizadas.

Em qualquer circunstância, o que realmente importa é o conhecimento: o saber real sobre as mudanças e as causas dos fatos, principalmente sobre assuntos básicos, conhecimento da importância da educação aliada à ética no lar, na escola e no trabalho, que representam os sustentáculos para uma vida longa, digna e saudável.

A pessoa que vive em um meio ambiente no qual não é estimulada a procurar seus direitos, suas garantias constitucionais, termina após alguns anos sentindo-se inferior, marginalizada e, desta forma, cria as condições básicas para a instalação de mais de 80% das doenças decorrentes da inadequada interação entre o corpo e a mente com o meio ambiente.

A despeito de toda a falta de informação no século XVIII, as menstruações se iniciavam de maneira geral em torno dos 16 anos, enquanto, no século XX, a data da primeira menstruação, a menarca, oscilava em torno dos 12 anos. Atualmente, aceita-se como normalidade a puberdade que ocorre entre 9 e 13 anos, e o limite para iniciar a investigação se dá a partir dos 15. Mas a quais fatores podemos atribuir essa mudança ao longo dos séculos? As alterações ocorridas na data da primeira menstruação, a cada época instalando-se mais precocemente, são, por vários pesquisadores, atribuídas aos inúmeros estímulos visuais e à impregnação da mídia quanto ao despertar para a sexualidade, além dos novos hábitos e costumes que estimulam o aumento de peso. Isso sem falar do excesso de exposição a agentes chamados de exógenos, os quais, devido à toxicidade, impactam o sistema endócrino, desencadeando essa precocidade menstrual, bem como ativando genes de incontáveis doenças. Essas substâncias exógenas estão no meio ambiente — no ar, na água, nos alimentos, nas roupas, nos produtos de higiene pessoal e de limpeza.

As mulheres, no início do século passado, passavam praticamente 12 anos reproduzindo. Geravam seu primeiro filho aos 28 anos e o último aos 42. Nas décadas entre 1960 e 1980, as idades da primeira gestação oscilavam entre 24 e 27 anos, respectivamente. No entanto, hoje há um grande percentual de gravidez abaixo dos 18 anos, que em regiões mais desenvolvidas do nosso país chega a atingir a cifra de 18% a 25% das primigestas.

Assim, essas informações, quando analisadas em conjunto, revelam que a mulher, ao longo dos séculos, tem aumentado sua expectativa de vida, permanecendo por um período maior com os fluxos menstruais. Logo, dedicam menor tempo às gestações, ao parto e à amamentação e têm menor número de filhos. Um expressivo percentual engravida em idades mais precoces, outras optam por gestações após a definição de suas atividades profissionais, e, ainda, em todas, há um significativo acréscimo de sobrevida durante o período do climatério.

Desta forma, submetidas a mudanças gigantescas, algumas mulheres são expostas a intensas alterações culturais. Outras, por não aceitarem essas mudanças, persistem com hábitos dos tempos passados e se ocupam como procriadoras e geradoras de alimento para seus rebentos.

Se há caminho certo ou errado? Acredito que cada mulher deve ser dona do seu próprio existir e, assim, assumir o protagonismo da sua história. Cada mulher deve escolher e assumir seus diferentes papéis e funções e, dentro do possível, em momentos que achar mais apropriados, continuar ou mudar de acordo com as suas necessidades e as de seus filhos, caso os tenha.

EVITAR A MENSTRUAÇÃO: BENÉFICO OU MALÉFICO?

As mulheres que exercem atividades profissionais de elevado rendimento e desempenho relatam que os fluxos menstruais são empecilhos e assim justificam a suspensão das menstruações, remontando ao tempo das cavernas.

Na época das cavernas — o que não faz muito tempo, é bom realçar —, a ausência da menstruação (amenorreia) devia-se à prole elevada, pois as mulheres reproduziam anualmente, e isto, obviamente, não dava espaço nem descanso entre as gestações para que surgissem as menstruações. Naquela época, o provedor do núcleo familiar deveria apresentar-se e revelar-se como um verdadeiro macho. E a forma de dar visibilidade à sua capacidade masculina era retratada pelo número da prole; um filho a cada ano representava, além de tudo, ser um macho eficaz. Aqueles eram outros tempos, idade primitiva. No contexto da nossa sociedade atual, isso seria inimaginável, não é mesmo?

Talvez você, mulher, já se tenha perguntado: "Será que preciso mesmo menstruar?". Ou talvez se tenha indagado: "Por que tenho de passar por isso mês a mês?". Fato é que a menstruação faz parte dos processos fisiológicos do organismo feminino. Antes de acatar o desejo de uma mulher que verbaliza nos consultórios que quer parar de menstruar, é preciso compreender as razões que a levaram a isso. Não sou contra a decisão, mas é preciso ter certeza de que — de fato — cessar a menstruação fará com que ela alcance seus objetivos, sejam pessoais, sejam profissionais.

Ao atender uma paciente, escutei o relato: "A falta do fluxo para mim é como se não existissem as chuvas de 'março'. Quando menstruo, sinto-me bem e sei que não estou grávida. O fluxo menstrual nunca atrapalhou minha atividade profissional". Para as mulheres que desde a menarca se identificaram com os limites que cada sexo impõe, a abolição do fluxo menstrual tem o significado de que algo lhe foi tirado. Para outras, representa confusão, como se não existisse uma das estações do ano. Portanto, conhecer o que está por trás de cada relato no consultório é crucial para que médico e paciente possam encontrar o melhor caminho para cada realidade.

Assim sendo, escutar e adequar os desejos de cada paciente dentro dos limites da normalidade, explicando e orientando para o futuro, é uma das mais importantes funções do profissional médico. Desta forma, deixemos que a natureza se manifeste com toda a sua exuberância: devemos intervir apenas quando for necessário e em casos específicos, quando suas atividades exigem e nos quais a experiência clínica sem dúvida recomenda o que é mais eficaz.

O bloqueio de forma sistemática do fluxo menstrual, desde a infância, impede que a mulher conheça e reconheça os sinais oriundos dos diferentes órgãos do seu corpo e da forma como se expressa por meio dos sinais e sintomas. Todavia, as pacientes que desde o início do período do climatério fazem a adequada reposição hormonal passam por ele sem apresentar as comuns e inconvenientes queixas e continuam com elevado desempenho em suas mais diferentes atividades profissionais, familiares e sociais.

A mulher, ao não entender o significado dos sinais do seu corpo, fica cada dia mais distante do que é o seu estado de normalidade e, com elevada frequência, passa a somatizar, jamais conseguindo perceber as repercussões naturais que decorrem das funções de diferentes órgãos e sistemas. Logo, ao não identificar as oscilações hormonais do sistema endócrino, bem como as influências das mudanças de hábitos e costumes sobre o ciclo menstrual, todas as queixas são interpretadas como enfermidades orgânicas e passam a ser tratadas.

No período reprodutivo, o fluxo menstrual pode apresentar alterações mensais na duração, no intervalo e na quantidade sem que isso caracterize uma disfunção, mas, sim, alterações que se encontram dentro dos limites da normalidade. Logo, esse conhecimento básico é essencial porque impede que a mulher interprete como anormais inúmeros sintomas compatíveis com o esperado para tal fase. No período do climatério, porém, esses sintomas têm significados clínicos que exigem explorações minuciosas. Interessante como, ainda na atualidade, pouco se fale — ou pior, pouco se prepare — às mulheres sobre um momento crucial na sua existência, que é o climatério. Ele não é "apenas uma fase", ele é "a" fase, que merece ser analisada e tratada com a devida atenção, reduzindo o risco de doenças que podem impactar o envelhecimento da mulher.

Da mesma forma que ocorre com a função de vários órgãos humanos, os órgãos sexuais femininos também se expressam por sintomas relacionados com sua fisiologia, e, dependendo do conhecimento da mulher sobre seu corpo e os níveis de dor que ela pode ter nesse período, assim os relata durante o ciclo menstrual. Os níveis de dor, ou o que em termos clínicos chamamos de "limiar de dor", mantêm relação direta com a ansiedade: quanto mais ansiosa, mais dolorida pode ser a menstruação. O que sentimos está intimamente ligado com os sinais que o nosso corpo nos dá. Quando conhecemos esses sinais, passamos a interpretá-los corretamente e sabemos como gerir melhor nosso corpo, nossa mente e nossas emoções durante esses períodos do ciclo feminino.

Da mesma forma, observei que as mais jovens, ao iniciar o uso de anticoncepcionais a partir da menarca, não memorizam as alterações fisiológicas do ciclo menstrual. Não fixam, portanto, quais sintomas podem surgir em seus órgãos sexuais, que são decorrentes das alterações e oscilações do ciclo menstrual, nem como essas alterações repercutem em seu corpo e mente, chegando ao ponto de detestar as menstruações.

O CLIMATÉRIO TARDIO

Ao longo dos atendimentos, consegui identificar que muitas mulheres no período do climatério tardio preocupam-se com aspectos externos importantes, mas deixam de dar atenção ao seu interior. Não realizam as investigações multidisciplinares para avaliar se seu processo de envelhecimento se encontra acelerado nos diferentes órgãos e sistemas, por não entenderem as razões e a importância da abordagem multidisciplinar e psicossomática.

Deste modo, tal padrão de comportamento revela que, no climatério tardio, o qual se inicia após a data da menopausa, que na maioria ocorre entre 49 e 51 anos, as pacientes adquirem várias doenças passíveis de serem evitadas se tivessem direcionado cuidados à prevenção dos diferentes órgãos e sistemas por meio de avaliações preventivas rastreadoras, com exames específicos para cada órgão. Alguns desses exames iniciam as avaliações a partir da adulta jovem e detectam o início do seu processo de envelhecimento celular, que pode ser observado rastreando o estado do perfil biofísico ósseo, a proteína óssea de forma inócua.

A maioria dessas pacientes pertencia ainda ao grupo de mulheres que adquiriram posturas antigamente atribuídas aos homens no que tange ao comando das empresas e do lar; mulheres que se engajaram em relacionamentos sexuais com pessoas mais jovens e em atividades de intenso estresse, em hábitos e costumes masculinos. Entre eles, estão a ingestão de álcool, cigarro, carnes gordurosas, além de distúrbios no peso, aumento expressivo na circunferência abdominal, pregas gordurosas na região da cintura, pressão aumentada, elevação do colesterol e alterações em suas frações, redução da sua altura, preocupação excessiva com os aspectos estéticos externos e nenhuma atenção às complicações que estão ocorrendo em seus órgãos internos vitais.

A cada século, as circunstâncias mundiais acarretam rápidas mudanças que alteram o meio ambiente de forma marcante e, como consequência, interferem nas diferentes fases da vida, apresentando intervalos de tempo variáveis, cada vez menos estanques, provocando intervenções marcantes a depender da interação com o meio ambiente.

Portanto, as mulheres que desejam entender mais sobre o período do climatério precisam estar familiarizadas tanto com os aspectos demográficos quanto com as influências exercidas pelas mudanças sociais, culturais e econômicas sobre a epidemiologia dos diferentes aparelhos e sistemas do corpo humano.

Na atualidade, faz-se necessário conhecer e diferenciar quanto cada uma dessas influências, isoladamente ou em conjunto, interfere no mais importante período da vida feminina. Os dados demográficos brevemente relatados falam por si e nos orientam que devemos oferecer uma atenção especializada à mulher que se encontra no período do climatério, de modo que possa ser preparada para viver, sem dependência, de forma intensa e em plenitude o seu envelhecimento.

ENVELHECENDO

A cada ano, diante de tantas interferências do homem sobre o meio ambiente, observamos que as indicações de uma nova abordagem são necessárias. No período do climatério, a análise dos antecedentes menstruais, o tipo de fluxo e a interpretação de como a mulher interagiu com o fluxo menstrual, levando sempre em consideração o grupo biológico em que se encontra, facilitam a escolha da melhor terapêutica, sendo ela oral, por adesivos, vaginal, por gel dérmico, intramuscular, por implantes inabsorvíveis e os mais modernos, os implantes absorvíveis.

É possível constatar, por meio de dados epidemiológicos, que vários países denominados desenvolvidos, os quais não disponibilizam as abordagens preventivas nem se engajaram

na estratégia de atendimento preventivo, estão oferecendo mais dias de vida sem disponibilizar o que é essencial, a qualidade dessa vida. Desta forma, é possível antecipar o que ocorrerá até 2025 nos países denominados emergentes. O IBGE, em 2016 em seu levantamento de nível nacional, detectou que 45% dos brasileiros são portadores de pelo menos uma Doença Crônica NÃO Transmissível (DCÑT), e que 72% da população brasileira acima de 60 anos está morrendo por DCÑT.

Para entender na prática a importância da Prevenção Multidisciplinar no Período do Climatério (40 a 65 anos), entre os quatro sistemas mais acometidos e que causam a morte, todos, sem exceção, podem ser prevenidos, ao longo do climatério feminino, a partir dos 40 anos. Para tanto, basta realizar os rastreamentos por meio da inovadora e moderna tecnologia, que agrega a inteligência artificial e seu específico algoritmo, disponibilizado aos pacientes particulares e de vários convênios.

Em 1960, a OMS definia como idoso (senil) toda pessoa acima de 60 anos; em 1980, acima de 65 anos. As instituições médicas definem a última menstruação, ou seja, a data da menopausa, entre 49 e 51 anos. A paciente cuja última menstruação parou antes dos 40 anos era rotulada antigamente como tendo a menopausa precoce; na atualidade, denomino de climatério precoce, para as pacientes entenderem a necessidade de realizar o rastreamento e a prevenção. Por essa razão, o período do climatério na atualidade estende-se por 25 anos, ou seja, dos 40 aos 65 anos de idade. A cada década, a definição de "idoso" tem-se ampliado, e em breve será considerada a idade acima de 70 ou 75 anos, já que a OMS acordou um novo limite para determinar a idade do idoso (aposentadoria). Quem era idoso em 1950, portanto, hoje pertence ao período do climatério; e o que é definido como idoso nos dias atuais em breve passará a pertencer ao período do climatério. Por essa razão, sou favorável a que as academias disponham da educação preventiva.

Diante disso, a cada década aumenta o tempo para a realização das prevenções dos diferentes órgãos e sistemas, as quais, adequadas à abordagem de forma multidisciplinar, passam a oferecer melhores dias de vida para a mulher, a FINITUDE SAUDÁVEL.

Durante o longo período do climatério, há uma marcante alteração na síntese de vários hormônios, destacando-se os hormônios do ovário feminino, com velocidades de queda distintas em cada paciente. Cada mulher deve ser avaliada de forma individual, bem como todos os seus compartimentos endócrinos, porque, sem dúvida, as disfunções hormonais potencializam o envelhecimento celular precoce.

Em muitas pacientes, o processo de envelhecimento ocorre de forma abrupta devido à rápida queda plasmática dos níveis dos hormônios estrogênicos e androgênicos ou por ato cirúrgico. Portanto, nada mais lógico do que oferecer apoio, ao longo do climatério, à restituição das deficiências hormonais, da mesma forma como deve ser realizado para os demais compartimentos endócrinos (hipotálamo, hipófise, tireoide, adrenal, tecido gorduroso etc.), além do rastreamento de várias doenças em diversos órgãos (ossos, coração; sistema endócrino e psíquico, devidos à elevada morbidade no ouvido e visão) que se tornam crônicas devido à ausência de prevenção específica.

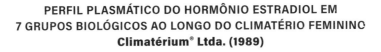

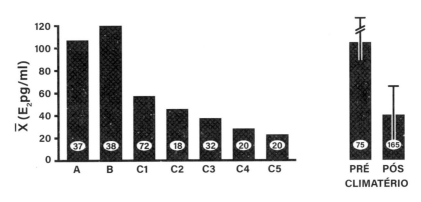

Serviço de abordagem multidisciplinar (particular e convênios) pioneiro nas três Américas para mulheres no período do climatério.

As pacientes que não realizam os exames hormonais nem investigam suas reservas jamais conseguirão realizar o minucioso e adequado tratamento de que necessitam nesse período para alcançar seu envelhecimento saudável, preservando sua autonomia e independência, sem se tornarem dependentes de familiares, da sociedade ou do governo. Envelhecer com saúde é um privilégio que todas têm o direito de usufruir!

Assim, esta visão médica, com a adequada reposição personalizada, faz desaparecerem todos os sintomas decorrentes da deficiência hormonal ovariana e propicia um longo período sem queixas, como em um passe de mágica. Tenho observado que, na maioria das vezes, ocorre uma verdadeira implosão do núcleo familiar quando não se trata a causa.

Nunca é demais lembrar que os hormônios são moduladores de todos os órgãos e funções. Não há um órgão sequer que tenha sua função independente da modulação dos níveis hormonais, que atuam desde o sistema nervoso central às regiões periféricas do corpo humano. Da mesma forma, o hormônio não pode receber a conotação de ser a solução para todos os problemas. Por agir em dose de nível nanométrico ou em pictogramas, deve ser cuidadosamente controlado e utilizado de acordo com as necessidades personalizadas, por meio de avaliações sanguíneas.

A importância desse conhecimento pode ser facilmente entendida quando informamos que todos os órgãos, sem exceção, são formados por uma estrutura de sustentação, em sua maioria composta por vários tipos de proteínas. Estas, por sua vez, são sintetizadas em células específicas de cada órgão. No caso dos tendões, dos ligamentos e do tecido ósseo, trata-se de percentuais diferentes da proteína, diferindo apenas em relação à impregnação que ocorre quando da formação das duas matrizes ósseas.

De posse de tal informação, não significa que a paciente deva ingerir essa proteína por via oral, mesmo porque será destruída pelo suco gástrico. Significa, e é o que as pacientes precisam entender, que há necessidade de oferecer todas as condições para que essa proteína seja sintetizada na célula óssea específica, atingindo o seu propósito da manutenção óssea. Para tanto, é necessário investigar todas as interações entre os compartimentos endócrinos, o sistema cardiológico, a atividade física, os micronutrientes, os oligoelementos, as vitaminas, bem como hábitos e costumes.

Ao ter conhecimento de que em torno dos 25–30 anos de idade se inicia a queda da proteína óssea, a mulher deve rastrear a estrutura de sustentação do tecido ósseo, a MICROARQUITETURA ÓSSEA, que é o primeiro marcador de envelhecimento celular. E, ao dispor dessa informação, iniciar as orientações basais dos fatores que direta ou indiretamente atuam degradando precocemente essa proteína óssea.

Entenda: no decorrer do processo de envelhecimento, é esperado que ocorra a perda de massa óssea, mas, com acesso ao conhecimento e às ferramentas qualitativas necessárias, é possível manter o condicionamento, evitando a perda de massa muscular, que poderá gerar um quadro de osteoporose ou, ainda mais grave, de uma condição denominada "sarcopenia", que é a perda severa da massa muscular. Além da reposição dos hormônios e de todos os oligoelementos, a prática de atividades físicas que exercitem a musculatura poderá contribuir com a saúde óssea. Essas são medidas que toda mulher deve saber.

Desta forma, ao atuar com a visão preventiva e multidisciplinar, retardaremos o processo de envelhecimento celular ósseo e evitaremos as famigeradas tendinites, bursites, fibromialgias e, nas idosas, impediremos que sejam acometidas por osteopenia, osteoporose, sarcopenia e fraturas osteoporóticas.

É importante lembrar sempre que todas as enfermidades têm um curso, uma história. A maioria delas, 80%, podem ser prevenidas quando usamos as propedêuticas corretas, ou seja, as metodologias, exames específicos e eficazes. De nada adianta usar um exame que avalia apenas o teor de cálcio nos ossos e acusa seu decréscimo. Como disse anteriormente neste livro, essa é uma antiga "verdade" abolida pela ciência (National Institues of Health, 1984) que não se aplica quando o assunto é análise da saúde óssea.

OS ÓRGÃOS E SISTEMAS MAIS ACOMETIDOS POR ENFERMIDADES

CLIMATÉRIO E OS ÓRGÃOS FEMININOS

Muito se fala sobre "as mudanças do organismo da mulher ao longo da vida", mas será que, de fato, você sabe sob quais aspectos ocorrem tais transformações? Quais órgãos do seu corpo são impactados? De qual maneira? E, sobretudo, como evitar sofrer nesse período com enfermidades que poderão comprometer severamente a sua qualidade de vida e colocar em risco seu envelhecimento?

É sobre isso que quero conversar com você. No climatério, não apenas o sistema reprodutivo é impactado. Sua pele, suas mamas, sua visão, o sistema imunológico e o sistema endócrino passam por espécies de revoluções que podem causar transtornos, caso não tenha conhecimento nem seja acompanhada por um médico que leve a sério o climatério como ponto-chave para alcançar uma longevidade saudável e guiá-la nesse período com uma visão integrativa do seu corpo.

Mas, antes de começar a esclarecer o climatério sob a ótica dos seus órgãos vitais, quero convidar você a regressarmos no tempo comigo e irmos aonde tudo teve início.

GÊNESE DOS PROBLEMAS DA HUMANIDADE: ONDE TUDO COMEÇOU

Tudo na vida tem um princípio. Seus comportamentos, a maneira como você se veste, aquilo que você come, os produtos de higiene que usa. Todas as suas escolhas foram pautadas no contexto social no qual você está inserida.

Houve um tempo em que o que hoje é notoriamente nocivo para a saúde humana foi considerado um hábito saudável. Quer ver? Imagine o seu médico prescrevendo para você um maço de cigarros para ansiedade. Embutidos para uma dieta nutritiva. Ou recomendando a um obeso que ele não pratique exercício algum, sob pena de fazer mal ao seu coração. Dá para pensar em algo assim?

Pois saiba que, na década de 40, isso era o comum. Entretanto, nem sempre foi assim. O que aconteceu então? Com a evolução das tecnologias, nossa sociedade foi dominando novos conhecimentos, entre eles os elementos químicos. Toda sorte de ingredientes nocivos à saúde foram acrescidos à nossa

OS ÓRGÃOS E SISTEMAS MAIS ACOMETIDOS POR ENFERMIDADES

alimentação: corantes, acidulantes, conservantes e tantos outros itens de cuja existência você nem sequer sabe.

Passamos a desejar coisas das quais não precisávamos como se fossem vitais. Embalados, embutidos, enlatados. A praticidade de ter à mão sua refeição em embalagens teve um preço. E não foi apenas no bolso que amargamos. Foi no âmago da nossa saúde.

Descobrimos que o dito popular "o peixe morre pela boca" tem total sentido. O que comemos pode-nos intoxicar a ponto de desenvolvermos síndromes metabólicas, doenças autoimunes e cânceres, entre tantas outras enfermidades. Mas estes são os tempos atuais. Sabemos — ou deveríamos saber — que nossos comportamentos importam — e muito — para nossa saúde.

Permita-me contar apenas uma das histórias que exemplificam isso que estou dizendo a você.

O ANO É 1948

Se você não é do meio médico, talvez jamais tenha ouvido falar do Estudo de Framingham — o "Framingham Heart Study". Trata-se de uma pesquisa que mudou o curso da história e é citada como pioneira na demonstração de que havia uma conexão entre o comportamento humano e o comprometimento do sistema cardiovascular, e que os hábitos de consumo seriam os verdadeiros responsáveis pelo que chamamos de "epidemiologia cardiovascular".

Era a primeira vez também que a palavra *epidemiologia* era empregada em outro contexto, que não das doenças infectocontagiosas (como varíola etc.). Há quase seis décadas, tivemos a curiosidade de quebrar paradigmas como "aterosclerose faz parte do envelhecimento e não há nada que possa evitá-la". O homem finalmente teve a "ousadia" de analisar o que estaria causando doenças que levavam à mortalidade precoce. Acredito que esse foi um importante passo para a MEDICINA MULTIDISCIPLINAR INTEGRATIVA. Um conceito que tem como premissa "quebrar paradigmas".

Os cientistas que lideraram esse estudo, que leva o nome da cidade-alvo escolhida pelo governo norte-americano para ser o berço da pesquisa, avaliaram mais de 5 mil cidadãos entre 30 e 60 anos ou mais. Pois bem: Framingham, em Massachussetts, a 30 km de Boston, na costa atlântica dos EUA, foi onde se criou o primeiro programa epidemiológico estruturado com a finalidade de declarar guerra ao infarto do miocárdio. Na época, essa já era a primeira causa de morte no país.

Framingham havia acabado de receber a instalação da fábrica da General Motors, grande montadora de carros, tornando a cidade próspera. Sabemos que uma economia estável propicia determinados confortos, e o que se viu foi o aumento de pessoas sedentárias e obesas. Como disse, a praticidade tem seu preço.

No estudo, o sedentarismo e a obesidade estavam associados à morte advinda de causa cardíaca, atingindo a cifra de um em cada quatro falecimentos. Era uma verdadeira epidemia que não estava citada nos arquivos médicos antes desse pioneiro experimento, em razão dos escassos recursos médicos na época, antes da Segunda Guerra Mundial. Não havia todo o aparato tecnológico que hoje temos à mão, capaz de investigar a causa do entupimento de uma artéria em minutos, por meio de uma cintilografia do miocárdio, por exemplo.

O projeto rastreou por dez anos os hábitos, costumes, fatores sociais e somáticos, mediante interrogatório cuidadoso, apresentando anotações de todos os fatos envolvidos ao longo da vida dos funcionários que trabalharam durante o decênio na montadora General Motors. Na maioria dos funcionários, o resultado apresentou correlação com vários hábitos referidos pelos próprios médicos da época como normais, relaxantes e prazerosos.

Por exemplo, o ato de fumar era referido como importante para relaxar, além de conferir elevado *status*, quando, na verdade, atualmente é uma conduta absurda e por todos recriminada. **O cigarro era prescrito regularmente para os funcionários que possuíam enfermidades cardiocirculatórias e hipertensão arterial, e sempre para os que referiam elevado "nervosismo". (Consegue imaginar algo assim nos dias atuais?)**

Na época, também era recomendado que os obesos não fizessem exercícios, pois os profissionais médicos informavam-lhes que o exercício era prejudicial à saúde do coração. Eram recomendadas as carnes em forma de bistecas, outras repletas de gorduras, referidas como prazerosas porque tinham sabor especial e saciavam a fome mais rapidamente e por longo tempo. As famílias dos funcionários da montadora, por terem melhorado a condição econômica, além de adquirir um carro, revelavam que isso era interpretado como ter elevado *status*; lavavam os carros nas calçadas, ingeriam embutidos três vezes ao dia e bebidas alcoólicas diariamente.

Antes do término dessa minuciosa pesquisa científica, os acidentes fatais eram interpretados como obra do destino; cada pessoa teria o seu, independente da atividade, dos hábitos e dos costumes. Argumentava-se o fato como inevitável e atribuído ao destino divino. Em 1959, passados 11 anos após o início da guerra científica contra o infarto do miocárdio, foram publicados os primeiros resultados.

A despeito da resistência inicial, os resultados eram inquestionáveis; a pressão arterial elevada e o excesso de colesterol passaram pela primeira vez a ser considerados fatores de risco para o infarto do miocárdio. A revelação foi um verdadeiro cataclismo. Muitos médicos questionavam as conclusões porque transformaram pessoas tidas como normais em doentes. As indústrias, diante dos fatos irrefutáveis, desenvolveram uma série de remédios e produtos alimentícios com a finalidade de reduzir a pressão e os níveis de colesterol (Langbein & Ehgartner, 2004. *Contra Hipócrates*, Editora Volter).

OS ÓRGÃOS E SISTEMAS MAIS ACOMETIDOS POR ENFERMIDADES

Como sempre, depois de instalado o problema, era necessário vender a solução. A partir dessa informação, a alimentação de um indivíduo normal não representava comer em grande quantidade, o que era considerado comer bem, ou saciar totalmente a fome, porque acarretava obesidade. **E, desta forma, acabou a ideia popular de que "o primo rico deveria ser gordo" e "o primo pobre, magro".**

Aquela era uma verdade que já havia sido apontada, um século antes, por um médico patologista alemão chamado Rudolf Virchow. Entre inúmeras contribuições desse ilustre especialista, talvez a maior tenha sido sua defesa de que o conhecimento científico deve ser disseminado além dos muros dos consultórios médicos; também entre o público leigo. Ele acreditava que "não adianta mostrar os avanços científicos apenas na forma de teses. É preciso tornar o conhecimento acessível. A ciência avança a passos rápidos, e a imprensa precisa se adequar a isso".

Foi necessário esperar 100 anos após a descrição de Rudolf Virchow, que, em 1859, em suas autópsias, referia que nos falecidos por infarto do miocárdio eram evidentes as placas calcárias nas artérias decorrentes da presença de colesterol. Decodificando: colesterol é um fator de risco para infarto.

A medicina, por SER CONSIDERADA A CIÊNCIA DAS VERDADES TRANSITÓRIAS, não consiste em ciência exata; é mutável. Aquilo que conhecíamos até ontem, hoje já pode ser diferente. Incontáveis vezes, os profissionais se deparam com situações que transformam o entendimento aprendido nas cadeiras da academia e, ao surgirem de forma rápida, chegam a espantar até mesmo os tidos como sábios. Na maioria das vezes, a verdade é efêmera.

Quando os pesquisadores são éticos e honestos, rapidamente se adaptam às novas informações e transferem os ensinamentos aos seus pacientes. Caso contrário, tornam-se obsoletos e podem até causar danos aos seus pacientes, o que é um preceito que vai contra o juramento que nós, médicos, fazemos ao nos formarmos: *Primum non nocere* (do latim "Primeiro não fazer mal"). A falta de conhecimento e a desabilidade de se abrir para um novo universo que trata o paciente de maneira MULTIDISCIPLINAR são algumas das maneiras de não honrar o juramento.

Considero um absurdo que a humanidade tenha esperado mais de um século para que os médicos admitissem as descrições de Virchow, comprovadas por análise epidemiológica, quando as observações em necrópsia, no ser morto, eram constantes e associadas à obesidade e hipertensão. E assim os trabalhos epidemiológicos tiveram continuidade e até os mais recentes, que têm revelado novos fatores de risco: cigarro, ociosidade, sobrepeso, excesso de álcool, diabetes, estilo de vida, estresse etc.

Os anos se passaram e, a partir de 2001, pesquisadores de Harvard iniciaram uma nova investida, agregada aos conhecimentos adquiridos com as pesquisas em Framingham. Passaram a estabelecer os limites do peso em função da altura, os quais, em determinadas circunstâncias, embora não revelem com exatidão, CONFEREM UM VALOR RELATIVO expresso pelo já conhecido Índice de Massa Corpórea (IMC).

$$IMC = \frac{PESO}{ALTURA^2}$$

Outras medidas têm sido agregadas, como o valor em centímetros da medida da cintura, ao nível da cicatriz umbilical, cujo valor eleva o risco de determinadas enfermidades.

Diante dos avanços tecnológicos e científicos bem estabelecidos, as indústrias, nos mais diferentes nichos de atuação, disponibilizaram inúmeros produtos, enquanto se elevaram as opções de tratamento de tal forma que, adequadamente orientadas, evitam as complicações atuais.

À vista disso, essa história verdadeira, que contei a inúmeras pacientes, precisa ser conhecida para que todos aprendam que, para ter uma vida saudável, é preciso não exceder em nada e respeitar esta regra universal: "tudo que é demais pode fazer mal" ou "a diferença entre o remédio e o veneno está na dose".

Não importa seu nível social e econômico: sempre que há excessos de qualquer natureza (substâncias, produtos, viagens, alimentos e hábitos), o tempo se encarrega de cobrar — e todos nós pagaremos. Na maioria das vezes, isso representa o acometimento dos quatro sistemas mais atingidos e as cinco enfermidades mais comuns no período do climatério.

A natureza não perdoa às pessoas que têm hábitos inadequados, já que os efeitos serão observados tardiamente (álcool, cigarro, drogas etc.) independentemente de suas atividades ou funções. Por esta razão, os produtos *light* e *diet*; o sal e o açúcar refinados em excesso; os *fast foods*; os aditivos; os edulcorantes; os acidulantes; os adoçantes; os estabilizantes; os espessantes; os moderadores do apetite; o *fitness* excessivo; o uso contínuo de excretores de retenção hídrica (diuréticos); os redutores de gordura localizada; os catabolizantes de ação central; os conservantes e aditivos associados aos alimentos pré-preparados, como os embutidos; os produtos defumados, os congelados, os ultraprocessados; as fibras em excesso; os agrotóxicos presentes nas verduras, nas frutas e nas carnes; isso sem falar nos medicamentos como os *prazóis*, que são bombas de prótons que eliminam os ácidos graxos e comprometem a capacidade absortiva do intestino; a abolição da dieta de ácidos graxos etc. — todos esses são referidos pelo FDA (Food and Drug Administration, versão norte-americana da nossa Agência Nacional de Vigilância Sanitária — Anvisa) como deletérios à saúde de maneira geral e causadores de vários tipos de câncer.

Na ausência dos ácidos graxos, as vias metabólicas dos diferentes órgãos não se processarão de forma apropriada. A eliminação completa dos ácidos graxos impede que importantes

OS ÓRGÃOS E SISTEMAS MAIS ACOMETIDOS POR ENFERMIDADES

atividades metabólicas sejam realizadas em todas as células do corpo humano, inclusive as responsáveis pela síntese dos esteroides ovarianos e de outros compartimentos endócrinos, cruciais no contexto do climatério. Da mesma forma, os ácidos graxos são essenciais em qualquer fase da vida, principalmente para a absorção dos sais minerais, oligoelementos, micronutrientes, macronutrientes e vitaminas lipossolúveis (A, D, E, K).

Os produtos artificiais, como sucos, alguns tipos de tinturas de cabelo, substâncias aditivas, suplementos ingeridos em excesso, bem como medicações ingeridas sem indicação precisa, em conjunto, potencializarão os baixos ou inadequados níveis hormonais e poderão desencadear efeitos colaterais que acarretarão as indesejáveis queixas, na maioria das vezes causando constrangimentos ao convívio social e familiar, os quais serão relatados segundo os diferentes aparelhos reprodutores a seguir referidos.

OS APARELHOS, ÓRGÃOS E SISTEMAS E OS MOMENTOS DE INVOLUÇÃO: COMO OS HORMÔNIOS PODEM CONTRIBUIR PARA PRESERVAR A SAÚDE DA MULHER EM CLIMATÉRIO?

PELE

A pele, maior órgão do corpo humano, possui várias funções; entre as mais importantes destacam-se a proteção, secreção, absorção, termorregulação, pigmentação, percepção sensorial e regulação dos processos imunológicos.

No entanto, ao longo dos anos, surgem alterações na pele e em seus anexos, chamando a atenção por serem aparentes: as linhas de expressão, rugas, flacidez do tecido do pescoço e as hiperpigmentações que se afetam principalmente nas áreas expostas ao sol (face, colo, tronco e mãos).

Com a diminuição da atividade celular, ocorre a redução na síntese da proteína óssea e dos mucopolissacarídeos, tornando a pele mais fina, enrugada, com subcutâneo frouxo e acarretando as temíveis pregas em diferentes locais do corpo, que tanto costumam incomodar as mulheres.

Com o passar dos anos, em decorrência da perda de até 12% de seu conteúdo de água, a elasticidade da pele se reduz, ocorrendo diminuição progressiva do turgor, que em muitas mulheres pode ser observada a partir dos 30 anos de idade.

Há uma importante razão para isso ocorrer, e por isso merece ser citada nesta obra. A estrutura de sustentação e os moldes que originam o formato dos diferentes tecidos do corpo humano são formados pela proteína óssea, denominada COLÁGENO TIPO I, que corresponde aproximadamente a um terço da massa total do corpo e representa o maior constituinte da estrutura de sustentação do tecido ósseo, razão pela qual devemos manter os níveis hormonais adequados, ao longo do período do climatério, evitando que entre os 40 e 65 anos ocorra perda de 42% da estrutura, o que ocasionaria a elevação da osteoporose e das fraturas de coluna e quadril.

Informações mais detalhadas sobre os vários tipos de proteínas ósseas e dos diferentes tecidos poderão ser mais bem entendidas quando abordarmos aspectos da proteína óssea e do envelhecimento celular, por se tratar do primeiro marcador biológico de envelhecimento celular ósseo, que tem sido explorado anualmente em nosso meio desde 1996.

Ao longo dos anos, a proteína óssea pode sofrer modificações morfológicas e químicas que ocasionam alterações físicas, potencializadas por inúmeros fatores do meio ambiente, dos hábitos e dos costumes. Afinal, como observamos anteriormente, nossas escolhas e nosso comportamento têm forte interferência em nossa saúde.

OS APARELHOS, ÓRGÃOS E SISTEMAS E OS MOMENTOS DE INVOLUÇÃO

Essas alterações podem ser constatadas ao medirmos a espessura da pele de forma precisa por meio da Inteligência Artificial-4G, que disponibiliza a ferramenta qualitativa representada por uma série de pulsos ultrassônicos, denominada Perfil Biofísico Ósseo (PBO). Permita-me esclarecer do que se trata e as razões que tornam esse um exame crucial para compreender o climatério.

Na prática médica, ao avaliar o início do processo de envelhecimento celular, que se inicia em torno de 25–30 anos, utilizamos a inteligência artificial que agrega ALGORITMO, com curvas brasileiras, única no mundo que disponibiliza três ferramentas qualitativas, sendo a mais sensível a PBO.

Essa avaliação permite determinar tanto a redução da espessura de sua pele como a deterioração de seus pulsos, comparando as pacientes entre 30–35 anos com aquelas na fase do climatério inicial, que precede a data da menopausa; na fase pós-data da menopausa, entre 50–65 anos, e, nas senis, acima de 65 anos.

Quando avaliadas na faixa etária de 35–50 anos, são detectadas 20,6% das pacientes com deterioração precoce da proteína óssea **sem queixa clínica alguma**. Essas alterações podem ser facilmente seguidas, de forma inócua, quando realizamos o controle da proteína óssea que, a partir dos 25–30 anos, acusa o início de seu processo de deterioração, antecipando em décadas as perdas da proteína na pele. De forma resumida, podem ser classificadas as várias proteínas, a sua composição e suas importantes distribuições, descritas há várias décadas, segundo a Revista Science de 1980.

TIPOS, FÓRMULAS E DIFERENTES ESTRUTURAS COM CADEIAS PROTEICAS DE SUSTENTAÇÃO. SCIENCE, 1980

TIPOS	FÓRMULA MOLECULAR	ESTRUTURAS
I	$\alpha1\ (I)_2$ e $\alpha2\ (I)$	Ossos, derme, tendões, fáscias, artérias, útero, dente
II	$\alpha1\ (II)_3$	Cartilagem hialina
III	$\alpha1\ (III)_3$	Derme, útero, artérias
IV	$\alpha1\ (IV)_3$	Membranas basais
V	$\alpha1\ (V)_2$ e α_2 (v)	Membranas basais, placenta, músculos

Há evidência científica de que a proteína óssea sofre alterações em sua síntese quando diante da redução da reserva folicular ovariana (redução na produção hormonal dos estrogênios e andrógenos ovarianos), típica desde o início do climatério e intensa durante o período de envelhecimento. Por sua vez, a reposição hormonal realizada de forma correta, personalizada e controlada por meio dos níveis dos hormônios no sangue (como, entre outros, o estradiol) revela acréscimos significativos no teor da proteína óssea por meio da espessura da pele, e também quando analisado o PBO, que avalia a qualidade óssea, ao realizamos a reposição hormonal com produtos que possuem fórmulas semelhantes às sintetizadas pelo ovário feminino, cujo máximo representante é o 17-β-estradiol hemi-hidratado.

ESPESSURA DA CAMADA PROTEICA ÓSSEA (Colia - Tipo 1) ANTES E APÓS TRÊS MESES DE HORMONOTERAPIA (17-β-ESTRADIOL HEMI-HIDRATADO)

proteína inicial ug / mm²	proteína após 12 meses ug / mm²	variação (%)
114,0 ± 1.2	119,8 ± 0.6	5.1%

A eficácia da hormonoterapia será maior quanto mais precoces as intervenções (grupos B e C do climatério).
Avaliação e controle sempre por meio da biodisponibilidade.

No período do climatério, entre 40–65 anos, ainda é comum a paciente relatar aumento de pelos em locais habitualmente não observados ou em regiões onde já existiam. Em alguns casos, relata-se até mesmo a perda de cabelo. Para adequar essas queixas, o rastreamento dos compartimentos endócrinos é necessário. Nesses casos, é muito comum observar alterações hormonais no ovário, na tireoide ou na adrenal, isoladas ou em conjunto, que potencializam a queixa.

A proteína óssea, ao ser ingerida por via oral, independentemente da composição estrutural, sofre processo de digestão gástrica e não apresenta ação sistêmica, ou seja, em linhas gerais, dificilmente oferece riscos. A ideal são as que possuem cadeias hidrolisadas. Os aminoácidos essenciais usados por via oral ou sistêmica têm revelado bons resultados; precisam sempre ser utilizados de forma aditiva com as reposições hormonais e de todas as substâncias que se encontram deficitárias. Da mesma forma, mas por outras razões, quando do uso tópico para o fortalecimento da textura da pele.

OS OLHOS

Com relação às queixas clínicas no período do climatério, entre as mais comuns que detectamos nos olhos, destacam-se astigmatismo, fotofobia, edema das pálpebras, moscas volantes e dor no globo ocular. A mais frequente, com 65% das queixas, foi a redução da acuidade visual. Os acréscimos dessas reclamações revelaram significativa correlação com os grupos biológicos do climatério, ou seja, se as pacientes menstruavam regularmente, tinham ciclos irregulares ou já havia ocorrido a parada da menstruação, essa queixa se acentuava após dois anos da data da menopausa e com o avançar da faixa etária.

OS APARELHOS, ÓRGÃOS E SISTEMAS E OS MOMENTOS DE INVOLUÇÃO:

É importante para o médico que se presta a atender o climatério ter conhecimento dessas informações, para que, quando apresentadas, sejam levadas em conta como sinais de complicações associadas ao climatério e sejam utilizadas como ponto de apoio na orientação da prevenção do glaucoma e das retinopatias por meio de exames rotineiros anuais realizados pelo oftalmologista.

Em nossas pesquisas, chamou-nos atenção a diminuição da acuidade, denominada presbiopia, que obriga a paciente a colocar a folha de leitura mais longe para adequar o foco, além da miopia e da hipermetropia, que se relacionaram tanto com a idade quanto com os grupos biológicos do climatério. Os quadros devem receber maior atenção quando nos deparamos com pacientes que apresentam data da menopausa precoce, abaixo de 40 anos.

Observamos ainda que a maioria das enfermidades que contribuem para o agravamento do quadro de cegueira é detectada. Para tanto, as pacientes devem realizar o rastreamento multidisciplinar anual de forma adequada.

Em nossa pesquisa, detectamos a incidência de 27% das pacientes com pressão intraocular elevada, mas sem queixa, o que revelou a importância da visão multidisciplinar na prevenção do glaucoma. Não observamos diferenças de incidência entre as pacientes antes ou depois da data da menopausa.

No entanto, também confirmamos que a disfunção ocular pode ser agravada quando da realização da reposição hormonal em portadoras de glaucoma com ângulo fechado, ressaltando o papel da abordagem multidisciplinar e da inclusão dos exames oftalmológicos anuais na rotina ao longo do climatério, com a finalidade de prevenir a cegueira.

Por outro lado, verificamos uma observação científica interessante: a utilização do 17β estrógeno associado à progesterona micronizada não interfere na pressão intraocular, diferentemente do que ocorre quando são prescritos os derivados do hormônio; por exemplo, o etinilestradiol. Você deve estar-se perguntando: "Por que devo saber desses aspectos tão técnicos, doutor?". Eu explico. Sabendo que a pressão intraocular pode ser um indicador de doenças, como o glaucoma, e que isso pode estar associado ao climatério, você poderá questionar o seu médico quanto a isso. E, reconhecendo que hormônios devem estar em níveis equilibrados para trazerem benefícios, você poderá buscar especialistas que tenham tal visão.

Ademais, outro fato que nos chamou a atenção foi o verificado nas portadoras da síndrome de Sjögren, também denominada síndrome dos olhos secos. Estas apresentaram climatério e falência ovariana precoce.

Ao repor o 17β estrógeno em doses fisiológicas, próprias para a faixa etária em que se encontram, ocorreu a redução e em algumas pacientes o desaparecimento das queixas

OS APARELHOS, ÓRGÃOS E SISTEMAS E OS MOMENTOS DE INVOLUÇÃO:

referidas, que obrigavam as pacientes a usar o dia todo os colírios com finalidade de umedecer a conjuntiva ocular. Desta forma, confirmamos que a síndrome que tem como causa a disfunção genética ou uma doença de causa autoimune pode ser agravada devido à atrofia de todos os órgãos e sistemas decorrente da queda abrupta dos níveis hormonais estrogênicos. Grave isto: hormônios são vitais! Em desequilíbrio, os impactos no organismo podem ser caóticos.

Entre as enfermidades prevalentes nos exames oculares que observamos em nosso núcleo, destacaram-se as doenças renais em 8,4%, disfunções tireoidianas em 19%, diabetes *mellitus* em 20% e hipertensão arterial em 42% das pacientes avaliadas.

Quando as pacientes são atendidas apenas com a visão do ginecologista clínico e não avaliadas nem rastreadas com a visão multidisciplinar preventiva, acreditam que se trata de um achado causal. No entanto, as importantes alterações podem ser detectadas quando indicadas de forma rotineira e anual com a realização do exame oftalmológico completo, incluindo o do fundo de olho e a medida da pressão ocular.

Ao realizarmos essa investigação completa, podem ser detectadas outras implicações graves, tais como hemorragias perioculares, aumento da escavação da fóvea (que nada mais é que o espaço central existente no nervo óptico determinado pela ausência de fibras do nervo), coriorretinite cicatrizada, depósitos de pigmentos, redução do brilho foveal, retinite diabética e retinite hipertensiva.

Em suma, todos esses nomes para esclarecer que tais agravos, em muitos casos, poderiam ter sido evitados com a realização do exame ocular minucioso e preventivo durante os longos 25 anos que compreendem o período do climatério.

ALTERAÇÕES DETECTADAS NO FUNDO DOS OLHOS DE PACIENTES ATENDIDAS SEGUNDO A VISÃO DA MEDICINA PREVENTIVA DA SENILIDADE FEMININA

ALTERAÇÕES DETECTADAS	% ACOMETIDOS
Hemorragia periocular	1,8%
Aumento de escavação	3,6%
Coriorretinite cicatrizada	3,6%
Depósito de pigmentos	7,2%
Redução do brilho fóvea	11,3%
Retinite diabética	15,0%
Retinite hipertensiva	56,6%

Ao longo de todos esses anos, chamou-nos atenção o fato de que as enfermidades aqui referidas vão-se tornando crônicas, e suas complicações são potencializadas pela atrofia progressiva, inevitável em todos os órgãos e sistemas em decorrência principalmente da falência hormonal ovariana e de outra glândula.

OS APARELHOS, ÓRGÃOS E SISTEMAS E OS MOMENTOS DE INVOLUÇÃO:

O quadro, além de potencializar as alterações oculares intrínsecas, ocasiona alterações oculares extrínsecas, como a ptose palpebral e as pregas palpebrais, que contribuem para acentuar a imagem da pessoa idosa.

OS OUVIDOS

As funções básicas do ouvido humano são captar os estímulos trazidos pelo ar, transmiti-los por meio de meios líquidos e enviá-los ao cérebro para que sejam interpretados. A alteração funcional mais comum no ouvido é a perda auditiva, que está associada ao sofrimento dos elementos neurossensoriais do ouvido interno, perda da elasticidade do tímpano, disfunções da articulação entre os ossículos do ouvido interno ou deterioração do processo de informação ao nível do córtex cerebral.

As tonturas e vertigens são queixas frequentes na população de pacientes no climatério e apresentam prevalências elevadas entre a população idosa. Assim, as portadoras relatam instabilidade postural, com desequilíbrios frequentes e sensação de rotação que gera insegurança e dificuldade no andar.

Por sua vez, a surdez e o zumbido frequentemente acompanham o idoso, e a redução da acuidade auditiva pode estar relacionada à perda de sons agudos. Muitos profissionais especialistas não familiarizados com as interferências das disfunções hormonais sobre o sistema auditivo não solicitam dosagens hormonais para realizar a reposição adequada, e assim interpretam as vertigens como de causa auditiva e psicossomática.

ALTERAÇÕES AUDITIVAS DETECTADAS EM PACIENTES ATENDIDAS SEGUNDO A VISÃO DA MEDICINA PREVENTIVA DA SENILIDADE FEMININA

DISTÚRBIOS AUDITIVOS	% ACOMETIDOS
Disacusia bilateral	10%
Zumbido bilateral	18,3%
Cefaleia	33,3%
Tontura rotatória	38,3%

Ao realizar nas pacientes com queixas típicas de labirintite uma série de exames sob supervisão do Prof. Colafêmina,[4] já falecido, verificou-se que 30% delas revelaram resultados normais, cuja causa, nesses casos, era de origem psicossomática

---

4. Professor José Fernando Colafêmina, aposentado do setor de Otorrinolaringologia da Faculdade de Medicina de Ribeirão Preto (FMRP) da USP. Colafêmina era médico, formado pela Faculdade de Medicina da USP (FMUSP), em São Paulo, pela turma de 1972. Especialista em otorrinolaringologia, (...) entrou na USP em 1974, no antigo departamento de Oftalmologia e Otorrinolaringologia da FMRP. Ao lado de suas atividades docentes e de extensão universitária, o professor atuou principalmente nos temas: potenciais evocados, potenciais evocados auditivos, tympanic membrane, p 300 e longa latência. O professor Colafêmia faleceu em 23 de dezembro de 2014. Disponível em: <http://www.usp.br/agen/?p=1984>. Acesso em: 11 fev. 2021.

OS APARELHOS, ÓRGÃOS E SISTEMAS E OS MOMENTOS DE INVOLUÇÃO:

(a análise incluiu exames como a prova da Marcha, Romberg, Romberg sensibilizado, Untemberg, provas de coordenação, de função cerebelar rotineira, calórica e nistagmografia).

No entanto, 70% das pacientes restantes apresentavam disfunções hormonais da tireoide, do pâncreas e do ovário. Ainda com elevada frequência, observamos entre as doenças de base a hipertensão arterial. São todas condições que devem ser avaliadas rotineiramente para estabelecermos a causa central da queixa clínica e tratá-la de forma correta (Iannetta e cols., 1986; Ferreira e cols., 1992). Assim, é preciso realizar as avaliações do aparelho auditivo e utilizar a colaboração de otorrinolaringologistas para impedirmos a presbiacusia, perda auditiva, comum no período do climatério.

APARELHO GENITURINÁRIO (URINÁRIO)

É muito frequente que as pacientes em fase tardia do climatério relatem que estão levantando mais vezes que o habitual durante o período da madrugada para urinar (nictúria). A despeito de limitarem a ingestão de líquidos após o jantar, as idas ao banheiro não reduziram, o que pode confundir o quadro referido com infecção urinária.

Na verdade, a magnitude da queda dos níveis hormonais acarreta atrofias tanto do tecido de revestimento de todos os órgãos quanto das estruturas de sustentação (fáscia, tendões, ligamentos, musculatura etc.), que acometem a parede vaginal em decorrência da deficiência hormonal estrogênica. De forma semelhante, ocorre também nos componentes que formam a parede e a musculatura da bexiga.

As alterações ocasionam dificuldades de conter a urina quando se realizam esforços, mesmo pequenos, ou durante espirros, risadas etc., de tal forma que, estando a bexiga repleta, informam apresentar a famosa "perda de urina", incontinência urinária, que se traduz como um fator limitante, causando desconforto e dificultando o cumprimento das atividades sociais tão frequentes nessa faixa etária.

As infecções repetidas da via urinária nesse período são também muito comuns devido à diminuição da capacidade de defesa do organismo de responder aos agentes externos, e também porque o tecido de revestimento da bexiga, sendo mais delgado e não produzindo as secreções normais de defesa locais, torna as pacientes mais suscetíveis aos quadros de infecções urinárias.

Além disso, diante da redução ou abolição da produção hormonal ovariana e não ocorrendo em tempo hábil a reposição de forma personalizada, a paciente passa a apresentar deterioração da proteína óssea, a qual mencionamos quando

OS APARELHOS, ÓRGÃOS E SISTEMAS E OS MOMENTOS DE INVOLUÇÃO:

falamos da pele. Como consequência, não havendo mais estrutura de sustentação óssea, há também perda secundária e mais tardia do cálcio pela urina e pelas fezes.

A deterioração da proteína óssea tem início por volta dos 25–30 anos, faixa etária em que as pacientes começam a noticiar aumento das infecções urinárias, infecções vaginais e dos cálculos urinários de repetição, os quais, a despeito de muitos tratamentos, são reincidentes. Na atualidade, há ferramentas qualitativas, marcadores inócuos do processo de envelhecimento, que são úteis para detectar os estágios do processo.

Quando apresentam quadros repetitivos e dolorosos que não cedem aos tratamentos clínicos habituais, muitas idosas são internadas, sendo necessário submeterem-se a um procedimento de litotripsia para quebrar os cálculos em volumes menores, a fim de que sejam eliminados espontaneamente. Ou, ainda, nos casos sem sucesso, são submetidas às intervenções cirúrgicas tradicionais para extração do cálculo por meio de sondas ou procedimentos cirúrgicos invasivos — um sofrimento que pode ser evitado.

Nesses casos, os cuidados devem ser intensificados, com controles rigorosos para evitar que a infecção das vias baixas ascenda ao nível renal. Como consequência, poderão ocorrer complicações sérias, capazes de levar ao quadro de insuficiência renal.

Por esta razão, sempre orientamos as mulheres com discretas queixas urinárias que, em vez de praticar a automedicação, façam o exame ginecológico, a investigação dos níveis hormonais e uma pesquisa detalhada, o estudo urodinâmico para a avaliação precisa da queixa relatada, mesmo que seja discreta, para evitar quadros graves no futuro, como já acompanhamos, com perda total do rim.

PULMÃO

Ao atender pacientes no período do climatério, devem-se incluir no interrogatório os antecedentes pulmonares pessoais e familiares. Também é preciso observar os sinais clínicos de dificuldade respiratória, referida como hipóxia, a presença de cianose nos dedos e lábios (cor azulada ou acinzentada da pele, das unhas, dos lábios ou ao redor dos olhos) e os chamados músculos intercostais, que estão entre as costelas e fazem parte da mecânica respiratória. É importante verificar o padrão das unhas, se têm aspecto normal ou são côncavas, com as pontas dos dedos alargadas, e nesse caso sempre solicitar a colaboração de um especialista para fazer o exame pulmonar propriamente dito, necessário diante da presença desses sinais, mesmo que não apresentem queixa clínica.

OS APARELHOS, ÓRGÃOS E SISTEMAS E OS MOMENTOS DE INVOLUÇÃO:

O hábito de fumar, qualquer que seja o número diário de cigarros, quando crônico, além de agravar diretamente o funcionamento do aparelho respiratório, ocasiona de forma marcante a diminuição da síntese hormonal ovariana no período do climatério. Com isso, ocorre perda mais acelerada da proteína óssea, o que acarreta alterações ósseas sistêmicas e de forma marcante na caixa torácica, havendo redução dos espaços intercostais, retrações acentuadas nos espaços supraclaviculares, culminando com a cifose[5] postural, que agrava o sistema da ventilação pulmonar.

O cigarro reduz e interfere na síntese dos hormônios ovarianos, potencializa e acelera sua queda fisiológica, que normalmente apresenta um decaimento próprio nesse período de vida.

Por esta razão, torna-se importante, ao examinar as mamas das pacientes de forma rotineira, observar o formato da caixa torácica e a posição das costelas. A caixa torácica pode apresentar um aspecto de cifose (quando a coluna vertebral apresenta um aspecto encurvado) decorrente de erros posturais e da falta de orientação postural. O problema se acentua com o passar da idade, potencializado pela deterioração primária

---

5. Aumento do ângulo das curvaturas da coluna.

da proteína óssea, e tem como consequência as microfraturas torácicas, agravadas pelas inadequadas posturas decorrentes da ergonomia dos locais de trabalho.

O exame e a orientação fisioterápica com controles rígidos e anotações minuciosas dos procedimentos agregados são de suma importância para a mulher perceber que no climatério não basta repor os hormônios e praticar exercícios; é preciso adequá-los à sua faixa etária e realizá-los de forma correta.

MUSCULATURA

À medida que a idade avança, ocorre uma acentuada redução no número e diâmetro das fibras musculares. Ademais, a ausência dos exercícios adequados acelera essa perda. De outra parte, os exercícios com excessiva sobrecarga e duração também causam danos não somente para os músculos, mas para todo o sistema de sustentação.

Os exercícios exaustivos causam elevação do nível de estresse a ponto de liberarem na circulação, em altos níveis, as interleucinas IL1 e IL6, que aumentam a atividade de reabsorção óssea e causam redução e deterioração marcante na estrutura de sustentação óssea.

OS APARELHOS, ÓRGÃOS E SISTEMAS E OS MOMENTOS DE INVOLUÇÃO:

No período do climatério, as avaliações fisioterápicas e os exercícios personalizados são essenciais para a recuperação do tônus (estado normal de elasticidade e resistência de um órgão ou tecido), por meio de controles mensuráveis em curto prazo. Assim, essa postura deve sempre ser respeitada.

O trabalho em conjunto com várias pessoas em academias tem-se revelado, do ponto de vista individual, insuficiente quando avaliamos o PBO e a qualidade óssea por meio da Inovadora Tecnologia que agrega a Inteligência Artificial-4G. Trata-se da única tecnologia que avalia de forma completa o tecido ósseo, ou seja, a estrutura de sustentação óssea e a composição, com décadas de antecedência da perda do cálcio, permitindo a prevenção das fraturas osteoporóticas.

OS OSSOS E AS CARTILAGENS

Falaremos agora de um dos pontos que elucidam bem a máxima que tem guiado meus esforços: "Para que esperar, se podemos prevenir?". É como no caso da osteoporose (ossos porosos) ou de outros danos referentes aos ossos e cartilagens. Será que, como médico que compreende que o saber é uma fonte inesgotável, da qual devemos beber permanentemente, devo aguardar o paciente evoluir para a doença, para então promover saúde? Jamais. Prevenção é a chave.

Com relação aos ossos e cartilagens, as alterações clínicas começaram a ser alvo de investigação por meio de exames subsidiários desde 1992, quando, a partir dos quatro anos de idade, durante períodos curtos, pode ser avaliada a formação dos tendões, cartilagens e tecido ósseo, condição impossível de ser identificada pela visão antiga, em que alterações apenas se tornavam evidentes em idades acima de 65 anos. Nessa faixa etária, o exame clínico agrega uma série de sinais tardios que não permitem a prevenção. Entre eles, destaco: queda das pálpebras, olhos sem brilho, aumento dos vincos da face, surgimento de pelos na orelha, no nariz e no buço, bochechas flácidas, ombros caídos, ptoses das mamas, manchas vinhosas na pele, manchas hipercrômicas e equimoses sob mínimo impacto, potencializados pelos mais graves: osteopenia, artrose e osteoporose.

Ademais, também se observam as veias salientes nas mãos, nos braços e nas pernas, pele sem turgor, celulites nas mais diferentes regiões do corpo, verrugas planas, estrias, aumento da largura do nariz, diminuição da estatura, que pode atingir em algumas pessoas até 8–12 centímetros e perda do segundo molar dentário. Tardiamente surge a postura senil, expressa pela "corcunda de viúva", que se estende do início da base do pescoço, com proeminência da sétima vértebra cervical, até o final da região dorsal.

De 1940 até 1991, a medicina dispunha apenas de raios-X, tomografia e ressonância magnética para avaliar as condições do tecido ósseo. **Em nosso meio**, não havia exames como os da

OS APARELHOS, ÓRGÃOS E SISTEMAS E OS MOMENTOS DE INVOLUÇÃO:

medicina nuclear, como os chamados PET e SPECT-CT e tantos outros, que reúnem tecnologias de alta definição, capazes de observar o funcionamento dos órgãos e analisar minuciosamente o funcionamento destes, bem como, caso haja doença, até mesmo analisar em qual estágio ela está. **Eram, porém, incapazes de rastrear a estrutura de sustentação óssea. Os diagnósticos das deteriorações do sistema de sustentação eram sempre realizados de forma incompleta, com análise superficial do cálcio nos ossos em idades avançadas e tardias, geralmente acima de 65 anos. Desta forma, por 50 anos passou-se a ideia de que a osteoporose era uma doença silenciosa atrelada à idade.**

Com o desenvolvimento tecnológico e científico oferecido pela robótica espacial, a inteligência artificial passou a dispor de sistemas de análise precisos, sem interferência do operador, e completos. Ao agregá-los às minuciosas pesquisas no nível molecular, o Projeto Genoma proporcionou inúmeros avanços em várias áreas da medicina. Com relação aos ossos e cartilagens, evidenciou que a expressão gênica desses tecidos é variável e a síntese das proteínas que compõem a tríplice hélice da cadeia proteica óssea, que forma a estrutura de sustentação, é controlada pelos genes dos cromossomas 17 e 7.

E mais: o Projeto Genoma determinou os aminoácidos e suas disposições, comprovando que a substituição de apenas um aminoácido em sua cadeia acarreta deterioração na estrutura de sustentação óssea que representa a matriz proteica, primária, podendo originar **as fraturas** em qualquer idade, a doença popularmente caracterizada e definida como "doença dos ossos frágeis".

A partir de 1992, novos conhecimentos excluíram o envolvimento da redução do cálcio como fator causal da osteoporose e o caracterizou como elemento secundário e composto da matriz inorgânica, que não guarda relação alguma com o risco da fratura osteoporótica, estando ela presente em pacientes com os níveis de cálcio normais, baixos ou elevados.

Agora, um pouco do "mediquês". Vai parecer complexo, mas prometo que tudo será esclarecido e você entenderá aonde quero chegar. Pronta? Vamos lá! Nos quadros clínicos, em sua maioria, ocorrem anomalias na estrutura de sustentação óssea, a que consideramos "matriz verdadeira", que não depende do nível do cálcio no plasma ou nos ossos para sua formação. Quando analisadas as alterações que se instalam na estrutura de sustentação óssea, especificamente no sítio das metáfises ósseas, local que apenas pode ser explorado ao aplicar um algoritimo específico, a inteligência artificial, com capacidade para explorar os três componentes ósseos, o primeiro componente a ser deteriorado é o **ENDOSTAL**, com início entre os 25 e os 30 anos; em segundo, o **TRABECULAR**, cujas alterações se iniciam entre os 55 e os 65 anos; e, por fim, o **CORTICAL**, cuja deterioração é detectada entre os 75 e os 80 anos.

Não adianta realizar exames que, por mais sofisticados que sejam, usam raios-X e detectam as alterações em idades avançadas, pois, caso a matriz proteica esteja deteriorada, o quadro

OS APARELHOS, ÓRGÃOS E SISTEMAS E OS MOMENTOS DE INVOLUÇÃO:

é irreversível, a despeito de muitos profissionais inadequadamente informados o negarem.

Neste momento, surge uma pergunta:

Na atualidade, dispondo de tecnologia que identifica os mais suscetíveis a desenvolver uma doença, por meio das alterações precoces e a partir do adulto jovem, por que continuarem passivos e realizando exames que acusam o processo quando se encontra instalado, em fase final e irreversível? Para quem de fato isso seria positivo? Podemos dizer que, neste caso, a ordem dos fatores importa, e muito!

POR QUE ESPERAR, SENDO POSSÍVEL PREVENIR?

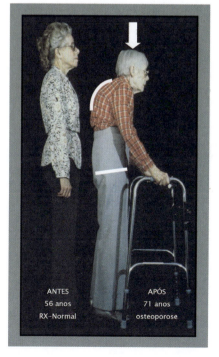

Postura passiva é sinônimo de doença

A partir dessa incontestável revolução científica, passei a entender que o tecido ósseo possui uma matriz, uma estrutura de base de sustentação denominada MATRIZ MESENQUIMAL PROTEICA, que, desde as fases iniciais da vida, sofre secundariamente a impregnação de vários cristais. Entre muitos, cito cálcio, fósforo, ferro, magnésio, zinco, selênio, manganês etc., que se fixam na matriz proteica para formar a matriz secundária, inorgânica. Procure gravar o seguinte: a matriz proteica é imprescindível no que cabe à renovação celular e dos tecidos, sobretudo os músculos esqueléticos. E vou mostrar isso a você!

Na atualidade, a ciência confirmou que a matriz ignorância não está relacionada diretamente ao risco de osteoporose e às fraturas osteoporóticas. Essa foi a razão pela qual, até 1992, utilizando apenas os raios-X, tomografia, ressonância magnética e PET Scan, sempre se detectou a matriz secundária em estado deteriorado e associou-se que o cálcio em baixos níveis no osso aumentava o risco de seus portadores terem as denominadas fraturas em idosos. Logo, o que a ciência naquela época concluiu não representa a verdade.

A AVALIAÇÃO DA QUALIDADE ÓSSEA ACUSA AS ALTERAÇÕES INICIAIS NA MATRIZ PROTEICA, VÁRIOS DECÊNIOS PRECEDENDO A OSTEOPOROSE, EM PACIENTES SEM SINTOMAS OU ALTERAÇÕES DETECTADAS PELOS RAIOS-X

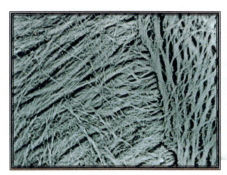
Pacientes 30 anos
Quantidade Normal
Qualidade Normal

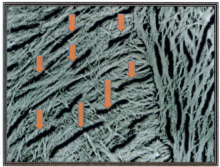
Pacientes 30 anos
Quantidade Normal
Qualidade Inadequada

Desta forma, o fato ocorre porque os raios-X não têm capacidade de avaliar outros elementos do tecido ósseo, e muito menos a matriz mesenquimal proteica óssea, principal componente e responsável pela estrutura de sustentação, a microarquitetura óssea, sem a qual o cálcio e os outros elementos não se fixam na matriz primária, sendo esta revelada exclusivamente por ferramentas qualitativas normais ou limítrofes.

Só é possível avaliar por meio de uma região específica, que consiste no espaço que compreende as falanges proximais dos dedos II–V. Este é o único espaço (sítio ósseo) apto ao rastreamento dos três componentes ósseos.

Na atualidade, a partir dos seis anos de idade, é possível avaliar o estado evolutivo da estrutura de sustentação óssea e se seu desenvolvimento está-se processando de forma adequada.

Isso mostra que prevenir, de fato, é olhar à frente. Sempre. Com exames repetidos é possível acompanhar a formação da estrutura de sustentação óssea até atingir seu ápice, que ocorre entre 20–25 anos de idade.

A partir daí, é possível acompanhar o início do processo de envelhecimento celular por meio da deterioração da estrutura de sustentação óssea, que tem início nessa faixa etária na mesma região da metáfise óssea — REPITO, a única capaz de detectar o processo de formação e involução que acomete os três tipos de ossos de forma sequencial, a saber: endostal, trabecular e cortical.

Logo, esse fato é de suma importância, porque, quando a mulher perde proteína óssea em elevado percentual, como consequência perde a estrutura de sustentação óssea, diminui sua altura e todas as alterações dérmicas aqui já descritas. Somente tardiamente ocorre a perda de cálcio dos ossos, permanecendo o cálcio plasmático normal no climatério fisiológico.

Nos casos avançados, a postura da mulher se torna encurvada. Com a redução paulatina da altura, a camada de revestimento do corpo, a pele, torna-se excessiva, surgindo então as sobras, os pés de galinha, os vincos e as sobras de pele. Os órgãos que realçam a silhueta feminina tornam-se flácidos e passam a cair; da mesma forma ocorre com os órgãos internos, acarretando prolapsos, com quedas da bexiga, do intestino, do reto e do útero. Na tabela a seguir, é possível perceber que o diagnóstico antigo, realizado

OS APARELHOS, ÓRGÃOS E SISTEMAS E OS MOMENTOS DE INVOLUÇÃO:

por meio dos raios-X, detectava as alterações quando o osso estava completamente deteriorado, já com a qualidade comprometida, em um quadro irreversível. Após os anos 2000, a partir dos 25–30 anos de idade, a matriz mesenquimal proteica óssea começa a apresentar os desgastes iniciais.

Ao realizar o rastreamento da estrutura de sustentação óssea, de acordo com sua gravidade, detectaremos o risco de as pessoas desenvolverem osteoporose quando idosas. É fácil perceber, mesmo para aqueles que não são familiarizados com o assunto, o grande avanço ocorrido nessa área. **Para tanto, solicite a realização do rastreamento preventivo em seus filhos, crianças e adolescentes por meio de tecnologias que avaliam a estrutura óssea de forma completa.**

Nenhum aparelho que utiliza os raios-X, em suas diferentes composições e formas, tem capacidade de avaliar a estrutura de sustentação óssea. Da mesma forma ocorre com o uso da densitometria óssea convencional, da tomografia, da ressonância magnética e dos demais ultrassons de primeira e segunda geração. **O rastreamento do fator causal das fraturas osteoporóticas, da deterioração da proteína óssea, é a única ferramenta disponível na atualidade que permite realizar de forma eficaz a prevenção primária da osteoporose e da fratura osteoporótica.**

Na atualidade, a visão moderna da medicina revela que não basta à pessoa ser alta, grande, ter ossos espessos, peso elevado ou, como dizem, "ossos duros". O necessário é que, durante a formação óssea, o osso se desenvolva com qualidade adequada. As antigas interpretações populares não representam vantagem alguma no que se refere ao risco de fraturas.

Na tabela a seguir, divido com você o resultado de um estudo que analisou 2.140 pacientes. Fica fácil entender por que não devemos esperar a doença instalar-se. Em 100% das pacientes idosas, a qualidade óssea está deteriorada. Assim, é importante notar que a abordagem antiga impede que se realize a prevenção primária e secundária em 63% das pacientes, a razão de o osso atingir o quadro final confirmado na tabela abaixo.

CORRELAÇÃO ENTRE MASSA ÓSSEA (T-SCORE) E O ESTADO DA MATRIZ PROTEICA ÓSSEA (UBPI) EM 2.140 PACIENTES

| | | | | QUALIDADE (UBPI) | | |
| | | | | NORMAL | | INADEQUADA |
	T-score	N	n	%	n	%
Normal	35-50	476	378	(79,4)	98*	(20,6)
Osteopenia	50-65	729	419	(57,6)	310*	(42,4)
Osteoporose	>65	935	—	(0,00)	935*	(100)

T-score: Massa Normal, Osteopenia e Osteoposore
UBPI <0,69: Matriz Proteica INADEQUADA
Nível de significância p <0,69   **Iannetta R. et al. Revista Reprodução & Climatério, 2008.**

OS APARELHOS, ÓRGÃOS E SISTEMAS E OS MOMENTOS DE INVOLUÇÃO:

Tenho uma informação que talvez ninguém lhe tenha contado, caso você não seja do meio da saúde: o tecido ósseo é renovável. A cada período, entre 7 e 10 anos, ele é totalmente refeito, "reformado". É também um tecido elástico, homogêneo, e, quanto mais homogênea for sua estrutura de sustentação, menor será a chance de no futuro apresentar as temíveis fraturas osteoporóticas.

A principal causa da mudança de nossa silhueta, das medidas antropométricas e de todas as estruturas do ser humano é a renovação do tecido ósseo ao longo das faixas etárias, o que acelera o processo de envelhecimento. Por esta razão, ficar atento ao nosso interior é fundamental. Cuidar e manter a estrutura de sustentação óssea íntegra é o primeiro passo para a manutenção de uma vida saudável e com aparência mais jovem, independentemente da faixa etária.

Esse conhecimento científico tem sido omitido, quando na verdade se trata de informação importante. Como todos os órgãos, sem exceção, possuem como estrutura de sustentação a proteína que define sua forma, composição e função, é de fundamental importância as pessoas entenderem a razão pela qual fazer prevenção significa manter em cada órgão as funções o mais próximo possível do estado fisiológico.

A proteína responsável pela adequada formação da estrutura de sustentação óssea deve ser avaliada rotineiramente, no período de formação que compreende a faixa etária do nascimento até os 22 anos pelo menos. Essa é a razão do rastreamento precoce, com décadas de antecedência, porque prediz as pessoas mais suscetíveis, investiga como se encontra o fator causal ou obriga a investigação dos inúmeros fatores relacionados envolvidos, que, na atualidade, se encontram bem estabelecidos. Quanto mais rápida for a deterioração ao longo da idade fértil, isto é, do período menstrual (menacme), e caso se acentue no período do climatério, maior será a chance de que a mulher ou o homem desenvolvam osteoporose e as fraturas comuns no idoso.

A avaliação do estado do perfil biofísico da proteína óssea é o primeiro passo que todas as mulheres, a partir de 25–30 anos, devem solicitar e realizar para promover, com segurança, as mudanças necessárias, aplicando a visão multidisciplinar em nível hormonal, cardiológico, endócrino, fisioterápico, nos hábitos, nos costumes etc.

As ferramentas qualitativas são marcadoras do processo de envelhecimento celular. Os controles devem focar primeiro na prevenção dirigida aos órgãos internos. Torna-se, portanto, essencial o rastreamento das ferramentas que informam o estado da estrutura de sustentação óssea, que representa o primeiro marcador biológico de envelhecimento celular que, quando adequadamente controlado, contribuirá de forma efetiva para que os aspectos estéticos sejam mais duradouros.

OS APARELHOS, ÓRGÃOS E SISTEMAS E OS MOMENTOS DE INVOLUÇÃO:

De forma muito simples, costumo explicar às pacientes que de nada adianta ter apenas a preocupação com nosso aspecto externo, com a questão estética, concentrando-se no revestimento, mantendo-o liso, sem manchas, sem rugas e brilhante, se nosso interior está-se deteriorando progressiva e rapidamente, devido à deterioração interna, a qual, na verdade, é a causa da sustentação de todos os órgãos.

Embora saibamos que cada mulher tem sua beleza própria, não é apenas o que vemos que realmente importa, mas sim a estrutura interior. E acredite: quanto mais cuidamos do nosso organismo, mais os resultados são externados em forma de uma longevidade saudável!

A fase de globalização atual, quando vivida em todos os níveis, implica desempenharmos de forma precisa todos os diferentes papéis. Para tanto, precisamos realizar os procedimentos voltados à prevenção de doenças. Assim, reduziremos em 80% as doenças com elevada mortalidade que acometem principalmente os idosos.

A visão passiva de aguardar a doença acometer nossos órgãos e sistemas para iniciar os tratamentos é o mesmo que aplicar as posturas dos grilhões do obscurantismo científico, os quais sustentaram por séculos a Terra ser quadrada e apoiaram o astrônomo Ptolomeu, que a colocou no centro do sistema planetário por interesse puramente religioso.

Basta pesquisar os levantamentos publicados pelo IBGE para literalmente perder o sono. A relação entre algumas doenças chega a ser assustadora. Fica claro que nada tem sido feito em termos de prevenção.

Foi possível constatar que, acima de 60 anos, a prevalência da osteoporose é TRÊS vezes superior à da doença coronariana; SETE vezes maior que a do AVC (derrame cerebral); OITO vezes maior que a do câncer de mama e, pasme, NOVECENTAS E TRÊS vezes maior que a do câncer de colo uterino. Será que essa informação por si não basta, não se revela imprescindível e suficiente para incorporar a inovadora tecnologia, única apta à prevenção primária e secundária da osteoporose, da infância ao período do climatério? A mesma tecnologia é útil para a prevenção das DCÑT, já que 45% dos brasileiros são portadores de DCÑT, e 72% dos brasileiros acima dos 60 anos estão morrendo devido às DCÑT (IBGE, 2016).

Reduzem-se, assim, de forma exponencial os graves desdobramentos e o elevado custeio para todos os envolvidos com essa temível doença, que acomete os idosos exclusivamente devido à omissão dos dados verdadeiros acima referidos.

Por conseguinte, ao apresentar o projeto OSSO DURO DE ROER para as crianças carentes de Ribeirão Preto, cidade que me outorgou o título de cidadão ribeirão-pretano, não recebi o apoio dos órgãos públicos, mesmo tendo investido capital próprio. A despeito de tudo, não desanimei, porque aprendi

OS APARELHOS, ÓRGÃOS E SISTEMAS E OS MOMENTOS DE INVOLUÇÃO:

que a verdade um dia virá com a força do saber. O mérito pelo mérito. Dessa forma, atualizar é preciso.

De outra forma, há ainda os que têm propalado por séculos e continuam hoje propalando que a doença é inevitável e acomete todos os idosos, como se se tratasse de uma punição decorrente dos pecados cometidos — ou que não deve ser prevenida em decorrência dos interesses escusos que continuam perpetuando o sofrimento, isso há 80 anos, devido aos exclusivos interesses econômicos.

A VAGINA

É muito comum que, acima dos 50 anos, as pacientes relatem que a vagina está ficando mais seca, que o coito é doloroso e que a cada dia sentem sua libido diminuir. Informo que jamais devem esperar a sensação de vagina seca para iniciar os tratamentos de reposição hormonal. Entre todos os órgãos, a vagina é a última estrutura a ser impactada pela deficiência hormonal. E, infelizmente, um exame citológico vaginal de rotina (Papanicolau) apenas comprovará essa deficiência em idades avançadas.

Portanto, se você é uma mulher que deseja praticar a prevenção, deve iniciar a reposição hormonal por meio de análises laboratoriais mais sensíveis, do nível plasmático ou da saliva, e fazer seus controles trimestrais, semestrais ou anuais na dependência do tipo de prescrição que utiliza.

No período do climatério, duas são as atuais razões para continuar a colher a citologia vaginal: a causa infecciosa e a oncológica. Quando o interesse é analisar se os níveis hormonais estão ainda adequados, a citologia torna-se contraproducente, ou seja, de nada adianta. É uma técnica ultrapassada, da época em que os médicos não podiam realizar as análises bioquímicas que quantificam alterações hormonais minúsculas, permitindo detectar as alterações desde seu início.

A conduta de avaliação dos níveis hormonais femininos por coleta citológica nos dias de hoje é um procedimento abominável, já que os esfregaços vaginais podem acusar nível de hormônios normais (eutrofia) nas células da parede vaginal, quando, por sua vez, os níveis hormonais plasmáticos dos hormônios femininos encontram-se excessivamente baixos.

Essa observação científica não exclui de forma absoluta o exame de Papanicolau, que deve ser realizado segundo os intervalos orientados para cada faixa etária e para a prevenção do câncer de colo uterino. Na verdade, o exame tem um papel importante na detecção precoce das infecções vaginais e das doenças sexualmente transmissíveis. Além do diagnóstico das lesões precursoras do câncer de colo uterino, a coleta da captura híbrida permite identificar a agressividade dos diferentes subtipos de vírus presentes e, associada à colposcopia, orienta o local mais indicado para realizar a biópsia.

Há três décadas, ao avaliar os níveis hormonais apenas por meio dos esfregaços vaginais, o médico, constatando que as células da vagina refletiam bom trofismo, ou seja, não apresentavam secura, informava à mulher que tudo se encontrava normal. Era comum a paciente continuar noticiando a queixa de dispareunia (dor nas relações), ficar irritada, decepcionada e, por não conseguir detectar as razões orgânicas existentes, desistir e até mesmo decidir cessar a vida sexual. Havia casos em que se indicava alguma causa de fundo emocional. Assim, era sugerido que procurasse ajuda psicológica — quando, na verdade, o que existia era fisiológico, gerado pela falta de nível hormonal no sangue capaz de manter a espessura da parede vaginal adequada, bem como sua lubrificação. Mesmo porque, em todos os casos, no climatério tardio, a avaliação dos níveis dos hormônios no plasma acusa valores aquém do necessário para manter a adequada lubrificação. À medida que avança a idade, todas as estruturas do corpo humano, da mesma forma como ocorre na vagina, também ficam delgadas, ou seja, sua espessura é reduzida, torna-se frágil e atrófica nessa situação, no plasma, o hormônio encontra-se abaixo dos limites da normalidade.

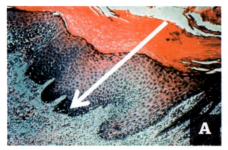 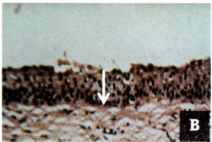

Fig. A: Biópsia da parede da vagina em paciente dos grupos biológicos A e B do climatério. Observar parede espessa, bom trofismo, boa lubrificação e umidade normal (a seta evidencia a espessura da parede)

Fig. B: Biópsia da parede da vagina em pacientes dos grupos C2, C3, C4 e C5 com escassas camadas de células, indicando baixo trofismo, parede fina, delgada e friável, referindo dor e sangramento no ato sexual

A queda da parede vaginal (prolapso) e a flacidez das paredes vaginais são fatores anatômicos que interferem em demasia no desempenho sexual do casal, tornando o ato constrangedor. Por sua vez, a inexistência do atrito, que é essencial, dificulta o ápice do ato sexual, ou seja, o orgasmo que, quando difícil ou ausente, deixa a sensação de ato não prazeroso, podendo gerar frustração.

Por esta razão, uma avaliação precisa da anatomia dos órgãos genitais é de fundamental importância. O exame ginecológico e as correções cirúrgicas com técnicas modernas, minimamente invasivas, sem uso dos antigos agressivos procedimentos cirúrgicos, quando indicadas, revelam-se relevantes nesses casos.

OS APARELHOS, ÓRGÃOS E SISTEMAS E OS MOMENTOS DE INVOLUÇÃO:

AS MAMAS

Localizadas na porção anterior e superior do tórax, as mamas são dois órgãos que simbolizam a feminilidade. Nelas são encontradas glândulas responsáveis pela lactação; portanto, são órgãos intimamente relacionados à sobrevivência de nossa espécie e à reprodução.

Os exames rotineiros das mamas não devem ficar restritos a uma análise dinâmica, estática ou à palpação, bem como à verificação da expressão dos mamilos e à coleta das descargas mamárias, a despeito da importância da rotina. Da mesma forma, é indicado que a mulher tenha como hábito realizar o autoexame. Essa postura é importante para os rastreamentos semestrais, anuais ou bianuais, quando indicados.

No período do climatério, as mamas sofrem perda acentuada de parênquima mamário (o tecido glandular presente na mama, explicando em linhas gerais). Em compensação, aumenta o tecido adiposo, que causa a flacidez potencializada pelo efeito da gravidade.

Nessa fase da vida, é comum a mulher contar que tem medo de se examinar e encontrar um caroço ou descobrir um nódulo e, com isso, descobrir que foi acometida por um tumor. Essas são algumas das razões que a fazem afastar-se dos seus médicos, aplicando um ditado popular arcaico que diz: "Quem procura, acha". Na verdade, quanto antes for realizado o diagnóstico, qualquer

que seja a alteração, de um nódulo até o câncer, o tratamento com medicamentos, cirurgias e complementações apresenta elevados percentuais de cura física e mental.

Para ressaltar a importância da investigação precoce, basta relembrar que, no início do século passado, sem dispor de recursos e das tecnologias modernas, os diagnósticos eram realizados em estágios tão tardios, que o cirurgião era obrigado a extirpar a mama, os músculos e, em tempos remotos, até mesmo as costelas do mesmo lado da extirpação. Na atualidade, os procedimentos estão ficando cada dia mais restritos. Em muitos casos, as correções são realizadas com o auxílio simultâneo do cirurgião plástico, remontando os órgãos a ponto de não serem perceptíveis os procedimentos a que a paciente foi submetida.

Outro fato relevante e com frequência relatado é o medo das pacientes de fazer a reposição hormonal e aumentar a chance da incidência do câncer de mama. Essa informação pode ser rotulada como uma verdadeira heresia científica, ou, como dizem na atualidade — uma bela "_fake news_", já que a maioria das mulheres, quando desenvolvem o câncer de mama, não possui níveis circulantes normais dos hormônios femininos, ou seja, de 17-β-estradiol.

A ciência não explica e muito menos médico algum pode dizer como uma substância inexistente ou que está ausente no plasma, ao mesmo tempo, pode ser considerada a causa dessa enfermidade. Até o momento, não há uma pesquisa científica que comprove a relação direta entre o câncer de mama e o uso da reposição de estrógenos, desde que ministrados segundo doses, vias e níveis fisiológicos. As pequisas do Painel de Câncer Genético Hereditário, em alguns casos, contribuem com um melhor entendimento da possível gênese.

É nítida a resistência em admitir que, a cada dia, a enfermidade tem sido relacionada a processos mutagênicos intrínsecos ou causados por partículas ou segmentos virais. Essa informação, por sua vez, não significa que a mulher não deva realizar as rotinas, que possa usar hormônios sem os controles devidos e que, ao usá-los, não seja realizado um minucioso repertório familiar, pessoal, e avaliadas as contraindicações absolutas. Nos casos de câncer de mama na família, faz-se necessário realizar os sequenciamentos genéticos ou o painel genético para detectar a presença de genes mutantes hereditários.

Para as mulheres no período do climatério, sugiro que fiquem sempre atentas às informações, inclusive as científicas, porque ultimamente algumas pesquisas têm informado o isolamento, em portadoras de câncer de mama, de algumas partículas virais — sugerindo, assim, como em outros tipos de câncer, a presença de segmentos virais envolvidos. Entre os mais conhecidos, a leucemia, os linfomas, os cânceres de fígado, de colo do útero e outros, pode haver algum relacionado ao câncer de mama. Em breve, teremos o câncer de mama tratado com produtos cujas ações farmacológicas específicas são semelhantes às que hoje prescrevemos para uma série de doenças infecciosas, com produtos que apresentam menos efeitos colaterais e imunossupressores. Porém, o uso de produtos naturais, a redução dos industrializados e as mudanças nos hábitos e costumes certamente contribuem de forma considerável com a redução de sua prevalência.

Assim, haverá um dia em que o câncer de mama, para muitas mulheres um estigma negativo, com atendimento repleto de constrangimento (até no pronunciar do nome), uma tarja que marca a família e gera um medo generalizado, será interpretado como, na atualidade, se tratássemos a tuberculose ou qualquer outra infecção. É o que espero.

Como o ser humano nas últimas décadas não se tem cuidado de forma adequada, ele passou a valorizar o consumo e as facilidades da vida moderna, que já mencionei aqui, em detrimento da vida, e não tem realizado os rastreamentos, deparando-se com uma doença já em estágio avançado. Em resumo, escute, aprenda e ensine tudo o que for possível, qualquer que seja seu meio de atuação, porque prevenir é fundamental em todos os níveis para ter pelo menos uma vida digna. Repito, pois: aprender a prevenir é preciso e essencial.

O SISTEMA ENDÓCRINO

O médico que se propõe a atender pacientes no período do climatério precisa conhecer e aplicar a visão multidisciplinar em seus atendimentos e solicitar auxílio sempre que o sentir necessário. Na maioria das vezes, sente-se impedido de fazê-lo por não ter adquirido informações básicas sobre o seu atual papel diante da nova postura feminina nessa difícil fase da vida.

Nesse contexto do acompanhamento da saúde da mulher, a relação médico-paciente é fundamental para manter constantes as explicações, informações, elucidações e orientações quanto aos cuidados gerais, e não apenas das áreas referentes à vagina e à mama. A prevenção da saúde feminina está muito além de ser centrada em dois únicos órgãos.

Nesse período, é preciso jamais deixar de efetuar os controles e, se não houver contraindicação, fazer a reposição hormonal. Quando prescrever, se necessário, procurar fazê-lo por meio de produtos que apresentem a configuração química mais próxima da estrutura dos hormônios naturais produzidos pelos ovários femininos. Evitar sempre que possível usar hormônios oriundos de outras espécies (como os equinos).

Por muitos anos, que ultrapassaram mais de meio século, os médicos sem conhecimentos minuciosos sobre fórmulas químicas, síntese, metabolismo e excreção hormonal realizaram a reposição hormonal durante o período do climatério de forma indiscriminada, com doses idênticas para todas, sem controle dos níveis plasmáticos, sem realizar as devidas análises quanto às vias de absorção e de excreção, obrigatórias em pacientes portadoras de enfermidades de base.

As desconfianças que eram comuns outrora em relação à reposição hormonal têm uma origem. A individualização da terapêutica não era aplicada porque muitos profissionais sentiam-se pressionados pelo marketing das indústrias farmacêuticas, que orientavam usar doses prefixadas de hormônios (pasme, extraídos da urina de éguas prenhas), e tal postura perdurou de 1948 a 1998. Após 50 anos, felizmente, a pressão das sociedades protetoras dos animais na Europa fez-se presente, e hoje a mulher pode fazer uso de hormônios em doses preestabelecidas ou manipuladas, sendo comercializados prontos nas farmácias, de acordo com a necessidade específica de cada paciente. Ambos apresentam efeitos farmacológicos precisos, desde que a dose seja ajustada conforme a necessidade de cada caso.

O antigo tipo de reposição hormonal, na verdade, representava um conjunto de compostos, inúmeras substâncias, muitas das quais de origem animal, com efeitos colaterais desconhecidos. Com o uso, foram-se revelando as queixas do tipo de retenção hídrica, cefaleia, ganho de peso, tensão, dor mamária, depressão, náuseas, alterações gastrointestinais, complicações oculares, venosas, cardíacas etc. Logo essas queixas geravam temores, e muitas pacientes desistiam da reposição por medo. Preferiram sentir os desagradáveis incômodos decorrentes da falência hormonal ovariana, por muitos médicos referidos como normais para a idade, com os quais se deveriam acostumar.

Se isso não bastasse, diversas pacientes passaram a observar que seus temores se tornaram exacerbados. Muitas desenvolveram síndrome do pânico quando foram veiculadas pela mídia informações distorcidas sobre a relação entre hormônio e câncer de mama. No entanto, a literatura demonstra que mais de 85% das mulheres que desenvolvem o câncer de mama o têm em idades acima de 60 anos e quando não têm hormônio feminino circulante e não fazem uso de hormônios, ou seja, mais *"fake news"*.

Não é difundido pela mídia que existe relação direta entre os hábitos, costumes, drogas esfoliantes, inseticidas, metais pesados, variados produtos usados em alimentos industrializados, entre muitos outros. Não podemos deixar de alertar sobre os efeitos danosos das radiações ionizantes, que ocasionam elevação marcante na prevalência de diferentes tipos de cânceres, inclusive de muitos não habituais, como ocorreu após os eventos de Chernobyl, Fukushima etc., ocasionando elevada incidência de câncer de mama e de outros órgãos.

Para facilitar o entendimento da abordagem multidisciplinar, basta entender que há uma forte ligação entre todas as glândulas endócrinas por meio das proteínas transportadoras. Assim, estas são responsáveis por levar os hormônios esteroides e outros sintetizados nos diferentes compartimentos endócrinos aos diversos tecidos do corpo humano, mantendo, dessa forma, a inegável e invejável cor, brilho e beleza das mulheres.

Por esta razão e muitas outras, que não cabe no momento tratar, é impossível aos médicos prescrever hormônios sem a minuciosa avaliação laboratorial do sangue. As pacientes não devem aceitar tratamentos hormonais sem as devidas investigações e rastreamentos dos diferentes órgãos e sistemas, porque, no momento, não há nada que as impeça.

A despeito de tantas informações científicas atualizadas, a manutenção da postura médica passiva tem perdurado. Por isso, no período do climatério, **NAS PACIENTES QUE NÃO FAZEM AS REPOSIÇÕES DE FORMA CORRETA**, por reiteradas vezes escuto das pacientes, independentemente do nível socioeconômico e cultural, diversas reclamações.

Entre elas, destaco: ansiedade, insônia, depressão, irritabilidade inexplicável, distúrbios menstruais, secura vaginal, dor nas relações sexuais, perda da libido, ondas de calor, esquecimentos, transpiração excessiva, dores articulares, taquicardia, cansaço fácil, diminuição da acuidade visual e auditiva etc.

Se você tem entre 40 e 65 anos de idade e se identifica com algum desses sintomas, pode estar apresentando alguma deficiência hormonal. Todas essas reclamações podem estar relacionadas à progressiva deficiência hormonal que se instala no

OS APARELHOS, ÓRGÃOS E SISTEMAS E OS MOMENTOS DE INVOLUÇÃO:

período do climatério inicial (40–50 anos) e aumenta no período do climatério final (51–65 anos). Diante de tais motivos, realizar as avaliações rotineiras é necessário.

As adequadas intervenções, associadas às reposições de forma aditiva, desde o início do período do climatério, evitam a perda de 42% da matriz proteica óssea. As mulheres que são beneficiadas pela conduta preventiva multidisciplinar, além de retardarem o processo de envelhecimento celular, evitam perder altura. Algumas pacientes que se negaram a aplicar as orientações perderam de 3 a 8 cm de altura e observaram uma grande exacerbação dos vincos e dos pés de galinha.

Assim, pelo fato de as queixas do climatério serem oriundas e potencializadas por meio das disfunções de vários compartimentos endócrinos, é necessário e imprescindível avaliar adequadamente seu funcionamento, para, somente após ter realizado os exames basais necessários, iniciar a reposição hormonal de forma personalizada.

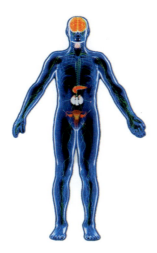

Para ter uma ideia clara das mudanças ocorridas no corpo feminino, comparamos os levantamentos realizados nos anos 1979 e 2009. Detectamos um acréscimo assustador no número de mulheres portadoras de obesidade, hipertensão arterial, bem como diabéticas e dislipidêmicas.

Logo, essa mudança está intimamente relacionada às novas atividades profissionais, aos hábitos e aos costumes adquiridos. A alteração pode ser potencializada pela deficiência estrogênica, como também devido aos condicionamentos operantes de forma maçante veiculados pela mídia, que impõe à mulher posturas relacionais específicas para que sejam rotuladas como atuantes, decisivas, participativas, proativas, resolutas e, então, denominadas mulheres com vida moderna.

Por outro lado, o moderno mesmo é cuidar e manter a saúde independentemente de credo, cor, atividade profissional, nível econômico e cultural. Para tanto, faz-se necessário encontrar profissionais sérios e que na área humana integrem a visão multidisciplinar às diretrizes da Medicina Preventiva da Senilidade Feminina.

OS APARELHOS, ÓRGÃOS E SISTEMAS E OS MOMENTOS DE INVOLUÇÃO:

CLIMATÉRIO E ENVELHECIMENTO: O INÍCIO DE UMA REVOLUÇÃO HORMONAL

Primeiramente, é importante dizer que MENOPAUSA não é uma fase; representa apenas a data em que a mulher menstruou pela última vez (a data do último ciclo menstrual). A fase é denominada como período do climatério, que varia entre os 40 e os 65 anos, os quais em breve a OMS estenderá até 75 anos. O que era senil passará a ser climatério; daí a importância da abordagem preventiva, multidisciplinar e humana que realizamos desde 1979.

Esse período coincide com o processo do envelhecimento natural da mulher e ocorre concomitantemente às várias flutuações hormonais. Preciso dizer, portanto, que não devemos temer tal momento ou simplesmente ignorá-lo: todas as mulheres passarão por isso. Faz parte do caminho inevitável para alcançar a velhice saudável. Registre em sua mente de forma definitiva uma coisa: embora esteja conectado ao ingresso da mulher na terceira idade, deve ser considerado como alteração fisiológica normal, e não mais como sinônimo de fase repleta de doenças.

Acredite: quando chegar o momento, você ingressará em um processo de intensas alterações fisiológicas — e o que pode fazer a diferença entre saúde e qualidade de vida ou doença e velhice comprometida, a primeira atitude madura da mulher moderna, interessada em viver intensamente, ativa, produtiva e pelos anos que lhe resta, é reconhecer que haverá de passar por esse período. Segundo: a sua maior ferramenta para vencê-lo é o conhecimento sobre seu corpo e as etapas por que ele passará, bem como ter um médico que possa acompanhá-la e que seja um profissional que valorize os sintomas que você descreve, sem banalizá-los, generalizando os sinais como "algo comum à sua idade", o que há 30 anos era uma realidade. Não tem de ser assim; você merece uma longevidade saudável. E essa é uma jornada na qual o período do climatério tem papel fundamental no resultado da sua velhice.

À medida que a sua capacidade reprodutiva vai sendo alterada, o mesmo ocorre com a produção hormonal. E é aí que está a chave de toda a questão: compreender a revolução em nível hormonal que será desencadeada a partir do período do climatério.

Entenda: os hormônios são fonte de vida. Não há vida sem hormônios. Todos os órgãos, sem exceção, dependem da função hormonal, que é responsável por regular todas as funções metabólicas, do sistema neuroendócrino e a modulação do sistema nervoso autônomo. Desempenham papel fundamental na maneira como envelhecemos. Está comprovado que retardam o processo de envelhecimento. Sim, nenhum hormônio isolado ou qualquer outro elemento é capaz de coibir o envelhecimento. Mas desacreditar seu papel nos processos fisiológicos é como negar a própria velhice.

OS APARELHOS, ÓRGÃOS E SISTEMAS E OS MOMENTOS DE INVOLUÇÃO:

É, portanto, o momento, a fase apropriada para iniciar a derradeira prevenção primária, responsável por 72% das mortes acima de 60 anos, que decorrem das DCÑT, como comprovam as pesquisas originais (Iannetta, 1979–2009), referendadas pelo IBGE (2016).

Dito isso, quero que procure gravar: o período do climatério representa a última oportunidade para as mulheres fazerem as prevenções dos diferentes órgãos e sistemas com a finalidade de reduzir de forma expressiva as doenças crônicas e degenerativas. E, cá entre nós, não viemos ao mundo para morrermos enfermos.

Convido você, enfim, a se aprofundar comigo e aprender mais sobre essa que é uma verdadeira "dança hormonal".

ALTERAÇÕES FISIOLÓGICAS NO ENVELHECIMENTO DURANTE O CLIMATÉRIO

É no sistema endócrino que as substâncias químicas denominadas "hormônios" são produzidas. O que ocorre quando o funcionamento normal dessa "fábrica", que é o sistema endócrino e suas glândulas (hipotálamo, hipófise, tireoide, paratireoide, pâncreas, suprarrenal, ovários e tecido gorduroso), é alterado? Essa disfunção pode comprometer a saúde da mulher e potenciar doenças que vão desde as autoimunes até mesmo ao câncer.

Vários quadros de disfunção endócrina contribuem para acelerar o processo do envelhecimento celular, mas, quando rastreados de maneira adequada, precocemente diagnosticados e controlados pelas medidas necessárias e oportunas, e corrigidos em tempo hábil, evitam que o processo de um envelhecimento mal sucedido se instale.

Quando o sistema endócrino começa seu processo de alterações? É a partir dos 38–40 anos. Observa-se uma redução do número de células ovarianas, associada à diminuição do volume dos ovários. Como consequência, ocorre produção crescente de FSH (hormônio folículo-estimulante), responsável pela evolução dos óvulos da mulher durante a idade fértil, e LH (hormônio luteinizante), responsável pela indução da ovulação e manutenção do corpo lúteo quando há gestação.

Mas não apenas o período fértil cessa com o climatério. O cérebro é um dos órgãos impactados pelas alterações hormonais. Os impactos podem gerar na mulher a percepção de que ela pode ser forte candidata a desenvolver uma doença neurodegenerativa, quando, na verdade, são sensações geradas pelas ações fisiológicas. Isso pode ocorrer devido à diminuição dos níveis do hormônio inibina e dos estrógenos ao longo do período do climatério inicial (40–51 anos), cujo nível de produção tem importante ação neurotransmissora no cérebro, reduz as atividades funcionais e fisiológicas em todos os órgãos e sistemas envolvidos, a ponto de muitas mulheres temerem e confundirem seus

OS APARELHOS, ÓRGÃOS E SISTEMAS E OS MOMENTOS DE INVOLUÇÃO:

esquecimentos com o início da enfermidade de Alzheimer. As dosagens da inibina, quando repetidas, em seus tipos A e B e das avaliações do FSH e LH, auxiliam o médico a determinar o início da falência ovariana, ou seja, quando os níveis de estrogênio começam a cair — momento determinante para iniciarmos as diversas intervenções para obter a resposta efetiva no tripé de sustentação do ser humano (mente, corpo e meio ambiente).

CÉLULAS HIPOFISÁRIAS

A glândula hipófise, localizada na base do cérebro, com apenas 1 cm de diâmetro, é a responsável por produzir hormônios que regulam o funcionamento de outras glândulas endócrinas, como a adrenal, a tireoide e os ovários. Ela também é responsável por produzir o hormônio do crescimento, o GH, e a prolactina, importante para a amamentação.

A despeito das alterações das células hipofisárias, os níveis de hormônios reguladores da função de várias glândulas permanecem estáveis e, por esta razão, faz-se necessário analisar alguns tipos de hormônios (PRL, TSH, GH e ACTH).

De outra parte, pode ser observado um aumento progressivo dos hormônios FSH e LH, que caracterizam laboratorialmente a diminuição da reserva de folículos ovarianos. Ao atingir determinado valor, definem o que denominamos falência ovariana total. Apesar de o GH ficar praticamente estável, pacientes apresentam sinais e sintomas semelhantes aos que ocorrem durante a deficiência do hormônio GH, representados por aumento do acúmulo de gordura abdominal, diminuição da massa muscular, piora dos níveis glicêmicos e lipídicos e redução na capacidade de realizar exercícios. No entanto, os efeitos adversos causados pelo uso do GH orientam procurar profissionais hábeis, cujos casos comprovados necessitam de controles minuciosos e frequentes. Nessa glândula, podem surgir os adenomas não secretores em 20% dos casos, e a rotina atenta definirá a necessidade ou não de seguimentos clínicos ou cirúrgicos.

GLÂNDULAS ADRENAIS

A ação dessa glândula é importante porque poderá reduzir o risco de comprometimento da saúde óssea da mulher.

As adrenais ocupam os receptores celulares estrogênicos e, tendo fraca ação androgênica, antagonizam os efeitos do hormônio cortisol sobre o envelhecimento, reduzindo de forma expressiva sua interferência sobre o tecido ósseo, que por sua vez acelera o processo de deterioração da proteína responsável pela estrutura de sustentação óssea, a qual, ao reduzir a qualidade óssea, eleva o risco das fraturas osteoporóticas, comuns em todas as pacientes que são classificadas com a QUALIDADE

ÓSSEA INADEQUADA ou DETERIORADA, antes, até mesmo, do período do climatério e comum ao atingir a idade senil (Iannetta R et al., 2008).

O hidroepiandrosterona (SDHEA), em sua forma sulfatada, um importante hormônio produzido pela glândula adrenal, sofre ao longo do processo de envelhecimento redução de 20% a 30% dos níveis basais. De forma progressiva, a diminuição se acentua principalmente no climatério tardio, após a data da menopausa, que oscila entre 49 e 51 anos, até os 70 anos.

As alterações na glândula adrenal, por si mesmas, podem ser as responsáveis pela osteoporose e pelas fraturas em idosos. Logo, a alteração que acomete a adrenal é um exemplo marcante e relevante da importância de tratar a paciente no climatério com base na visão multidisciplinar.

Apesar das controvérsias sobre essa reposição, é nítida sua ação sobre a libido, com a grande vantagem de não apresentar os efeitos masculinizantes dos produtos androgênicos. O FDA liberou seu uso, porém, no Brasil, é do meu conhecimento que há certas resistências e questionamentos.

GLÂNDULAS PARATIREOIDES

As quatro glândulas paratireoides produzem o hormônio denominado paratormônio (PTH), o qual, quando em excesso, ocasiona aumento do cálcio plasmático e urinário, níveis plasmáticos baixos de fosfato e o hormônio PTH elevado. Eleva-se, por conseguinte, em demasia o risco de osteoporose e fraturas em vários tipos de ossos, sendo a mais grave a fratura transtrocantérica.

Antigamente, os diagnósticos eram realizados por raios-X e em pessoas idosas, acima de 65–70 anos, na presença de fraturas osteoporóticas. Logo, como o quadro clínico é amplo e variável, apontando desde fraqueza, fadiga e depressão até sintomas gastrointestinais e hipertensão arterial — queixas comuns no período do climatério —, há uma grande dificuldade ou retardo no diagnóstico. Além disso, mais de 50% das pessoas são assintomáticas.

Em algumas pacientes ocorrem os cálculos renais de repetição e alterações urinárias, entre outras queixas. Quando em estágio mais avançado, o que desperta a atenção são as fraturas inexplicáveis decorrentes de mínimos impactos, inclusive os que ocorrem no mesmo nível do solo.

De 1940 a 1991, por 51 anos, a confirmação do diagnóstico ocorria diante do quadro de osteoporose, que representa perda de mais da metade da estrutura de sustentação óssea e um quadro clínico irreversível (Iannetta et al., 2006).

Na atualidade, o rastreamento precoce da estrutura de sustentação óssea pode levantar a suspeita diagnosticada, permitindo tratá-la com décadas de antecedência, o que,

OS APARELHOS, ÓRGÃOS E SISTEMAS E OS MOMENTOS DE INVOLUÇÃO:

além de evitar os quadros de osteoporose, previne as fraturas osteoporóticas.

Assim, seu diagnóstico é confirmado por testes com substâncias marcadas que evidenciam as lesões e indicam a retirada das glândulas com seguimento minucioso dos íons já referidos. Alterações nos níveis de cálcio sérico 1 mg/dL acima do limite superior da normalidade, calciúria acima de 400 mg/24 horas, redução de 30% do *clearance* renal e mais recentemente as importantes contribuições, ao realizar a avaliação das atenuações dos pulsos do Perfil Biofísico Ósseo, por meio da Inteligência Artificial-4G, detectando a qualidade do tecido ósseo inadequado ou deteriorado, são indicações de que o processo atingiu um nível em que se faz necessário discutir a intervenção cirúrgica.

GLÂNDULA TIREOIDE

As alterações dessa glândula acometem 25% das pacientes no climatério tardio (52–65 anos), após a data da menopausa, comprometendo severamente sua qualidade de vida se não prevenidas. A principal doença é a denominada Basedow-Graves, ou bócio difuso tóxico, seguida pela doença de Plummer, ou bócio atóxico, e, por fim, a tireoidite subaguda. Como principais sintomas, são referidos no bócio tóxico: nervosismo, fraqueza muscular, irritabilidade, palpitações, fadiga fácil, ingestão exagerada de alimentos, entre outros que se confundem com os sintomas típicos das pacientes no período do climatério.

Além disso, quando as pacientes não são rastreadas adequadamente, e mesmo que apresentem níveis baixos de estrogênios, ao realizar apenas a reposição hormonal estrogênica pura ou associada não conseguem obter a resposta desejada com a remissão dos sintomas, o que leva a um retardo no diagnóstico. Deste modo, a confirmação somente se pode dar com a dosagem do TSH — o hormônio tireoestimulante — ultrassensível. Em alguns casos, o tratamento pode ser feito com substância radioativa e cirurgia, de acordo com a gravidade da doença, ou com drogas que inibem a síntese de TSH, devendo contar sempre com a colaboração do endocrinologista e do cirurgião vascular.

Em pacientes acima dos 60 anos, destaca-se o hipertireoidismo subclínico endógeno, que apresenta TSH no limite inferior da normalidade ou baixo, além de T3 e T4 livres normais, em algumas situações causais atingindo 20% das pacientes. Outrossim, acomete de 1 a 9% em regiões com carência de iodo. No hipertireoidismo exógeno, depara-se com o T4L normal alto e o T3 normal baixo. Esse exemplo de alteração endócrina, que ocorre no período do climatério, revela a importância de, em todos os casos, realizar as análises de todos os hormônios, com a colaboração efetiva do atendimento multidisciplinar. Para tanto, todas as disfunções da glândula tireoidiana acarretam

OS APARELHOS, ÓRGÃOS E SISTEMAS E OS MOMENTOS DE INVOLUÇÃO:

deterioração na estrutura de sustentação óssea, o que reduz a qualidade óssea e eleva de forma significativa o risco das fraturas osteoporóticas. De outra parte, ocasiona acometimento cardíaco e fibrilação atrial, os quais contribuem para a elevação da morbimortalidade em suas portadoras.

HIPOTIREOIDISMO

Majoritariamente, possui causa autoimune, com principal representante a tireoidite de Hashimoto, caracterizada por depósitos de produtos glicosaminoglicanos. Como sintomas, são referidos fadiga, ganho de peso fácil, constipação intestinal, redução da memória, depressão, dores musculares, dislipidemias, atraso do fluxo e muitos sintomas que se confundem com as queixas comuns ao climatério.

Além disso, mais uma vez se repete que o quadro clínico, por si, não permite realizar o diagnóstico e iniciar o tratamento, pois confunde e superpõe-se às queixas do climatério, necessitando de dosagens hormonais suficientes para concluir a suspeita clínica.

Ainda como disfunção da tireoide, restam os casos definidos como hipotireoidismo subclínico, cujos valores de THS estão elevados e os demais hormônios dentro dos limites da normalidade. De 3% a 20% dos casos, há evolução do quadro clínico do hipotireoidismo.

Por fim, as dosagens de anticorpos elevados são fatores predisponentes para o agravamento da função da tireoide. As avaliações concomitantes das frações de colesterol e dos lipídios evidenciam em até 30% dos casos alterações importantes. O exame de ultrassom com Doppler da tireoide revela imagens típicas da síndrome de Hashimoto, uma doença autoimune, e contribui para a conclusão do diagnóstico. A reposição cuidadosa com acréscimos baseados nos controles em curto prazo das dosagens de T4L e T3 é necessária. Assim, as repetições dos exames para os controles são essenciais, visando impedir o quanto for possível que o quadro se agrave.

PÂNCREAS

Estima-se que, nos próximos cinco anos, até 2025, os casos de diabetes *mellitus* (DM) tipo II dobrarão sua prevalência em decorrência da elevação da expectativa de vida, de dietas inadequadas, de mudanças dos hábitos e de sedentarismo. O DM tipo I, de origem autoimune, causa irregularidades menstruais e falência ovariana precoce, além de elevar as doenças cardiovasculares. Ademais, parece estar relacionado aos quadros prolongados de hiperglicemia. Apesar de o DM II estar associado à

OS APARELHOS, ÓRGÃOS E SISTEMAS E OS MOMENTOS DE INVOLUÇÃO:

obesidade, à hipertensão arterial, a doenças cardiovasculares e à morte prematura, suas portadoras não apresentam interferência na data da última menstruação, a menopausa.

A atividade física, sobretudo os exercícios aeróbicos, tanto no DM I quanto no II, é um importante fator facilitador no controle da diabetes, porque estimula a queima de glicose pelos músculos, minimiza a dose dos medicamentos em uso, reduz o peso corporal, diminui a resistência à insulina e aumenta a tolerância à glicose.

Essa é, portanto, uma das razões pelas quais há décadas defendemos a aplicação da visão multidisciplinar no período do climatério. Sem a avaliação de todos os compartimentos endócrinos, as queixas relatadas serão apenas tratadas de forma superficial, e os fatores causais, relegados a um plano secundário, relacionados com a enfermidade e os diversos sistemas e órgãos que paulatinamente serão acometidos.

Desta forma, a reposição hormonal em pacientes com diabetes II pode ser prescrita desde que os controles das terapêuticas específicas para o diabetes sejam realizados. Na clínica diária, deparamo-nos com pacientes diabéticos que se beneficiam da prescrição do 17-β-estradiol hemi-hidratado, por via subcutânea ou transdérmica, evitando a via oral em razão da passagem hepática, jamais deixando de realizar nos controles a espessura do endométrio, por meio de ultrassom com Doppler, e do parênquima mamário, por meio da mamografia digital.

Assim, fica fácil entender as interferências que o mundo moderno tem acarretado nos seres humanos quando comparamos os três levantamentos que realizamos na academia em 1979 e 1989 e na Climatérium® em 2009, nos quais foi evidenciada elevação significativa de obesidade, diabetes, dislipidemia e hipertensão arterial — além de o estudo comparativo revelar um acréscimo assustador. Com relação à obesidade, os valores passaram de 25,7% para 34,1% e, finalmente, 49,2% das 1093 pacientes seguidas no período.

Como se pode notar, todos os órgãos e sistemas sofrem alterações com o avançar da idade. Por essa razão, não faz sentido deixar de rastrear os diferentes sistemas ao longo do período do climatério devido ao evidente comprometimento dos compartimentos endócrinos e dos órgãos e sistemas cujas ações compartilham dos mesmos sinalizadores endógenos. Utilizar medicações hormonais sem rastrear os diferentes compartimentos e excluir as doenças de base sem dúvida consiste em uma negligência médica imperdoável, uma postura inaceitável, assemelhando-se a uma verdadeira pajelança pseudocientífica, ou seja, sem comprovação científica, que é oferecida à maioria das pessoas, inclusive ao Sistema Único de Saúde (SUS), por simples falta de vontade política.

COMPORTAMENTOS QUE DEVEM SER EVITADOS PARA MANTER A BOA REGULAÇÃO HORMONAL

Devido às marcantes mudanças nos hábitos e costumes, devo lembrar às pacientes quanto ao uso ou excesso de várias substâncias ou produtos que interferem na produção fisiológica dos hormônios femininos. Entre eles, destaco no período do climatério:

A nicotina, que causa envelhecimento precoce, reduz a síntese hormonal ovariana, dificulta a concepção, eleva os processos tromboembólicos e acarreta danos irreversíveis na pele.

O álcool. Segundo a OMS, as pessoas que fazem uso diário acima de 10 gramas são consideradas alcoólatras; por exemplo, ingerir uma cerveja de 350 ml com conteúdo em nível de 6% corresponde à ingestão de 21 gramas. Com uma lata diária, a paciente ultrapassa o uso mínimo aceitável por dia. Como o álcool não possui uma via metabólica específica no metabolismo intermediário, sob essa circunstância, produz uma redução marcante na síntese de hormônios femininos e acelera o processo de envelhecimento precoce; basta observar a face das pessoas que consomem volumes mais elevados.

Por ser um hábito tido como social, além dos danos às camadas da pele, seu depósito no fígado causa a temida esteatose hepática. Além de estarmos cansados de acompanhar os inúmeros casos de acidentes de trânsito, elevado número de mortes anuais, superior quando comparado com as guerras nos países do Oriente Médio.

AS QUEIXAS NO PERÍODO DO CLIMATÉRIO

Em todos os níveis sociais, econômicos e culturais, estivemos por séculos isolados dos acontecimentos que ocorriam em outros países, estados e municípios. Hoje, vivemos sob os efeitos diretos da globalização.

Os inúmeros estímulos subliminares, recebidos de forma invisível do meio ambiente, e suas interferências intrínsecas sobre o organismo humano têm gerado novas e diferentes queixas. Logo, muitas são distintas daquelas que estávamos acostumados a escutar das pacientes quando do início de nossas pesquisas pioneiras, em 1976.

Naquela época, efetuamos o primeiro rastreamento epidemiológico dos diferentes sistemas e aparelhos das mulheres no climatério. Na investigação minuciosa do repertório das queixas clínicas dos diferentes sistemas de órgãos femininos, em 1.093 pacientes, verificamos que estavam relacionadas a três padrões de quedas hormonais. Ademais, as que se enquadravam na curva de queda rápida (curva 3 da Figura a seguir) eram as pacientes que apresentavam elevados tanto o percentual quanto a intensidade das queixas, a ponto de as ondas de calor acometerem 84% dos casos.

Ao realizarmos os rastreamentos hormonais periódicos concomitantemente ao seguimento clínico, constatamos que aproximadamente 25% das pacientes apresentavam queixas discretas ou ausentes, coincidindo na maioria com pacientes que apresentavam queda hormonal lenta (curva 1). Entre as últimas, um baixo percentual referiu-se ao climatério tardio, após a data da menopausa, estendida para além dos 55 anos. Ao completar a pesquisa, verificamos que havia pacientes que, apesar de relatarem as incômodas queixas, estas eram de baixa frequência e intensidade. Outras, com baixa frequência e elevada intensidade, correspondiam às pacientes com queda hormonal fisiológica.

A variação fisiológica dos tipos de curvas detectadas facilitou o entendimento das razões pelas quais, na mesma família, mães e filhas apresentavam queixas com frequência e intensidade variáveis e que ocorriam na dependência do tipo de curva que apresentavam — diferentemente do que aprendemos nas cadeiras da academia, que as queixas maternas se repetiriam com elevada frequência em suas filhas. Para facilitar o entendimento de forma esquemática, podemos verificar os três tipos de quedas hormonais observadas ao longo do período do climatério na Figura a seguir.

VISÃO DA MEDICINA PREVENTIVA DO ENVELHECIMENTO SAUDÁVEL PROPORCIONA SENILIDADE DIGNA

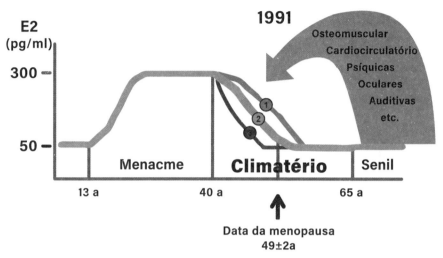

Aparelhos mais acometidos nas senis que devem ser rastreados no período do climatério para prevenir as doenças crônicas com elevada prevalência e causa de morte nas senis brasileiras.

Hoje em dia, diante das mudanças a que todas as mulheres são submetidas e da interação da mulher com o meio ambiente, algumas das quais enfrentam uma intensa sobrecarga diária, temos observado que as queixas referentes aos aparelhos (sistemas) sensoriais estão-se sobressaindo, com prevalência elevada e em faixas etárias mais precoces, tendo início em torno de 38–42 anos. Em decorrência desse fato, é essencial que incluamos em nosso interrogatório da rotina de investigação novos questionamentos para os diferentes sistemas, agregando obrigatoriamente as reclamações referentes aos aparelhos sensoriais.

Podemos observar que, nas citações anteriores, diferem de forma radical daquelas constatadas quando do primeiro estudo prospectivo realizado com 1.093 pacientes, em 1979, revelando que as intensas mudanças ambientais nas diferentes áreas de atividade profissional estão, de forma marcante, interferindo na saúde do ser humano.

Por esta razão, os avanços tecnológicos e científicos devem ser aplicados com o objetivo de detectar, o mais precocemente possível, as pacientes mais suscetíveis, disponibilizando informações, rastreamentos e intervenções para propiciar a tão desejada qualidade de vida, e somente sob essa circunstância devem ser considerados uma real INOVAÇÃO TECNOLÓGICA, por contribuir tanto com o **CAPITAL SOCIAL** como com o **CAPITAL HUMANO**.

ONDAS DE CALOR E SECURA VAGINAL

Em 1979, a atenção maior era direcionada às incômodas ondas de calor e à secura vaginal, queixas por nós observadas no período do climatério final, após a data da menopausa. No caso das ondas de calor, são geralmente mais intensas, incômodas, no período noturno, variando sua duração de segundos a minutos. Em alguns casos, chegamos a obter registros gráficos com duração superior a cinco minutos.

AS QUEIXAS NO PERÍODO DO CLIMATÉRIO

A alteração de temperatura corporal, tão comumente referida, é desencadeada por uma mudança no funcionamento do centro termorregulador cerebral, interferindo nas atividades diárias, no sono e na memória de suas portadoras, que está, na maioria das vezes, associada à transpiração intensa, que comumente ocorre na região posterior do pescoço e do colo. Assim, é relatada em idades mais avançadas, mais tardias, em torno de 49–51 anos, no grupo biológico B (*vide* tabela a seguir) do climatério (pacientes que informam que os seus fluxos menstruais se encontram irregulares em quantidade e intervalo).

Grupo Biológico	Fluxo Menstrual
A	Regular
B	Irregulares até 11 meses
C1	Ausência por 1 ano (data da menopausa)
C2	Ausência por 2 anos
C3	Ausência por 3 anos
C4	Ausência por 4 anos
C5	Ausência por >5 anos

Acima de cinco anos após a data da menopausa, a maioria das pacientes possui atrofia no revestimento vaginal, que compõe a principal causa de disfunções sexuais e urinárias.

Por sua vez, a paciente com queixa de secura vaginal refere intenso desconforto e, em quase todos os casos, dor no ato sexual em decorrência de não realizar a reposição hormonal ou de não dar continuidade no tratamento. Dessa forma, todos os benefícios conseguidos são perdidos em apenas dois meses sem fazer uso das medicações prescritas. A persistência da queixa ocasiona, com o tempo, o afastamento no relacionamento do casal e potencializa a redução da libido associada à queda dos níveis hormonais.

Na época em que os atendimentos multidisciplinares passaram a ser oferecidos às pacientes, o foco principal de atenção era direcionado às incômodas ondas de calor e à espera da parada da menstruação, a data da menopausa. Por esta razão, a investigação das funções dos diferentes órgãos e sistemas era realizada em faixas etárias mais avançadas, o que implicava o início dos tratamentos com resultados menos satisfatórios, gerando um atraso de praticamente 10 anos na prevenção.

Quando nos deparamos com esses casos, constatamos que já havia ocorrido a excessiva perda da proteína de todos os órgãos e sistemas e verificamos, entre as principais consequências, flacidez, dores pelo corpo, dores articulares e, mais tardiamente, osteopenia, artrose e osteoporose, impossibilitando o retardo nas respostas ante as terapêuticas instituídas e a obtenção de melhores resultados. Assim, para que as mulheres tenham ideia mais precisa das alterações que se instalam unicamente pela falta de hormônios, basta observar a gritante diferença entre as Figuras A e B. Nas duas imagens, a extensão das setas revela a espessura da camada de células na parede vaginal.

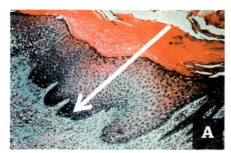 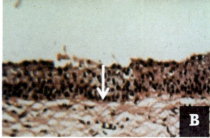

Fig. A: Biópsia da parede da vagina em paciente dos grupos biológicos A e B do climatério. Observar parede espessa, bom trofismo, boa lubrificação e umidade normal (a seta evidencia a espessura da parede)

Fig. B: Biópsia da parede da vagina em pacientes dos grupos C2, C3, C4 e C5 com escassas camadas de células, indicando trofismo, parede fina, delgada e friável, referindo dor e sangramento no ato sexual

Notar a diferença de espessura das paredes vaginais. Na espessura (seta) da Figura A, a paciente possui parede espessa, úmida e lubrificada, significando que o hormônio está atuando, o que confere maciez e suavidade ao ato sexual. Por sua vez, a espessura (seta) da Figura B está fina, tornando a vagina seca e frágil, o que propicia dor na relação sexual. Diante deste quadro, a libido progressivamente diminui e, consequentemente, o desejo de fazer sexo. Na verdade, bastava realizar uma precisa avaliação do perfil hormonal dos diferentes compartimentos endócrinos, o que deve ser aconselhável a ambos os parceiros, quando a mulher se sente confortável em trazê-lo para juntos entenderem o processo, o que é muito bem-vindo para que haja compreensão mútua das mudanças no organismo feminino e sua intensidade.

Como por muitos anos as pesquisas ficaram restritas às queixas tardias que as mulheres apresentam no climatério pós--data da menopausa, como já citamos, ondas de calor, secura vaginal e ausência, na época, da utilização da visão multidisciplinar no atendimento médico, os demais órgãos ficavam relegados a um plano secundário.

Nossa visão, ao observar a mulher como um todo, e não apenas por segmentações do seu corpo, propiciou o desenvolvimento de pesquisas inéditas que relacionaram a deficiência hormonal a importantes alterações da função de vários órgãos e sistemas. Dentre eles, destaco a visão, a produção de lágrima, a audição, a secura do cerume, a saliva, a umidade nasal, o número de papilas gustativas, a modulação do sistema nervoso autônomo dos diferentes órgãos e os demais órgãos já citados.

MUDANÇAS NA PELE

Como estamos vivendo por extenso tempo e a primeira impressão nos relacionamentos é sempre a que fica, é de fundamental importância identificar as mudanças que se instalam no corpo humano e alteram nossa silhueta em demasia ao longo dos anos. Os traços faciais são os que mais se transformam, a ponto de, em determinadas ocasiões, chegarmos a nos espantar com as mudanças observadas nas faces de pessoas que não víamos havia anos.

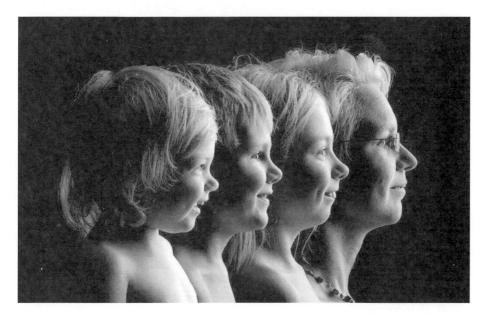

Logo, essas mudanças, na atualidade, são de fundamental importância, porque permitem avaliar, o mais precocemente possível, a deterioração da proteína óssea, semelhante à proteína da pele, que representa a estrutura de sustentação de todos os sistemas e órgãos do corpo humano, até mesmo da pele. No caso específico, essa proteína é a responsável pela estrutura de sustentação de todos os demais órgãos. Atualmente, seu controle pode ser realizado a partir da infância (4–6 anos de idade), nos adultos jovens a partir dos 25 anos e no rastreamento clínico da mulher a partir dos 35 anos. Sua avaliação guarda relação direta com a diminuição da estatura, que ocorre principalmente na velhice. Entre as alterações e as queixas passíveis de avaliação pelo exame clínico, destacam-se:

- Queda das pálpebras
- Olhos sem brilho
- Aumento dos vincos
- Pelos na orelha, nariz e buço
- Bochechas flácidas
- Ombros caídos
- Ptoses (quedas) das mamas
- Equimoses com facilidade
- Manchas hipercrômicas
- Veias salientes (braços e pernas)
- Pele sem turgor
- Celulite
- Verrugas planas
- Estrias
- Aumento da largura do nariz
- Diminuição da estatura
- Dor articular, fibromialgias, artroses
- Perda do segundo molar dentário
- Postura arqueada do tipo senil, "corcunda da viúva"

Após ter conhecimento das alterações ocasionadas pela perda da proteína óssea, posicione-se em frente a um espelho e verifique quantos desses sinais você já possui. Se presentes, é hora de realizar uma abordagem multidisciplinar com o rastreamento de todos os órgãos e sistemas para verificar se a reposição hormonal, com hormônio natural da mulher, e em dose correta, pode reduzir ou minimizar o processo evolutivo.

CLIMATÉRIO E IMPACTOS NA SAÚDE DA MULHER

SISTEMA CARDIOVASCULAR

É muito frequente recebermos pacientes que procuram atendimento especializado relatando queixas variadas relacionadas ao aparelho (sistema) cardiológico, informando que realizaram toda a rotina de exames e nada foi constatado no coração.

Outras, desconfiadas da informação recebida, procuram outro profissional porque as queixas persistiram. Quando me deparo com esse quadro, informo que avaliaremos de forma minuciosa todos os compartimentos endócrinos, uma vez que o coração, sendo modulado pelo sistema nervoso autônomo, pode apresentar uma série de queixas que se exacerbam pela falta do hormônio estrogênio.

Desta forma, nossa pesquisa sobre o sistema cardiovascular no climatério constatou (vide a seguir o histograma de barras) que são três as queixas principais referidas pelas pacientes nesse período — nenhuma apresentava lesões cardíacas ou doenças de base no aparelho. Destacaram-se as palpitações em

61% dos casos, e dor torácica e respiração difícil em 32%. Assim, esses três exemplos revelam, de forma clara, como diante das deficiências na síntese dos estrógenos podem surgir queixas oriundas do aparelho cardiocirculatório, que são decorrentes das alterações do sistema nervoso autônomo, modulado pelos estrogênios femininos em nível central e pelo sistema nervoso da base cerebral. **É, no entanto, imprescindível realizar de forma rotineira uma consulta minuciosa com o cardiologista, para que sejam excluídas enfermidades de base que acometem o órgão.**

Nesses casos, e em todas as pacientes, faz-se necessário, como introdução básica, realizar rotineiramente o rastreamento do sistema cardiocirculatório, sendo essencial confirmar que as queixas relatadas não estão relacionadas a lesões orgânicas em diferentes segmentos do sistema cardiocirculatório: área cardíaca, válvulas cardíacas, grandes artérias, dando ênfase às carótidas e aos vasos dos membros inferiores.

Por todas as alterações que podem ocorrer, torna-se imprescindível o atendimento multidisciplinar de um especialista hábil em dopplercardiografia, para iniciarmos os controles hormonais sempre depois da exclusão das causas orgânicas cardíacas. Com essa importante análise prévia, o ginecologista familiarizado com o climatério prescreverá a reposição hormonal e os demais produtos com a segurança necessária, já que não há contraindicação cardiológica para as prescrições aditivas.

Distribuição do número e percentual das queixas referidas ao aparelho cardiocirculatório em 303 pacientes no período do climatério sem doenças de base no aparelho cardiológico

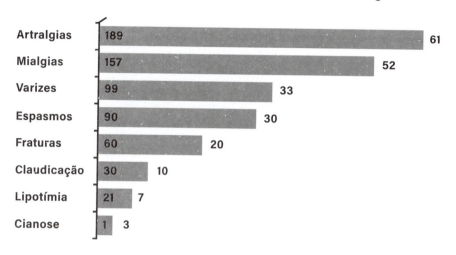

	Número	Percentual
Artralgias	189	61
Mialgias	157	52
Varizes	99	33
Espasmos	90	30
Fraturas	60	20
Claudicação	30	10
Lipotímia	21	7
Cianose	1	3

Portanto, oferecendo o seguimento clínico amplo e acolhendo a paciente de forma humana, em intervalos determinados e personalizados caso a caso, e em sua maioria semestrais, com prescrições individualizadas, os níveis hormonais deverão ser minuciosamente controlados. Assim, podemos evitar a ocorrência das dosagens supraliminares que, a despeito de promoverem a remissão rápida das queixas clínicas, causam dificuldades quando necessitamos iniciar a redução progressiva da terapêutica hormonal, indicada à medida que os receptores começam a acusar diminuição da resposta hormonal com o avançar da idade.

SISTEMA OSTEOMUSCULAR

Quanto ao sistema osteomuscular, na análise de dados a seguir apresentada, observa-se que as barras referentes às dores articulares e às mialgias atingiram percentuais de 53%, valores expressivos que estavam associados ao elevado índice de absenteísmo no trabalho.

Em todas as pacientes que apresentavam as duas queixas, ao serem investigadas quanto à concomitância de outras doenças de origem reumática, imune ou inflamatória, não constatamos exames positivos que revelassem atividade inflamatória ou reumática.

Por esta razão, em nosso entendimento, o quadro referido sempre foi relacionado à deficiência hormonal do período do climatério, que ocasiona, quando não realizada a reposição devida, a perda precoce e progressiva da proteína óssea, provocando fragilidade em todo o sistema osteomuscular, acometendo os locais de fixação dos músculos, tendões e cartilagem e acarretando dor aos mínimos movimentos e esforços, bem como múltiplos pontos dolorosos.

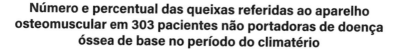

Número e percentual das queixas referidas ao aparelho osteomuscular em 303 pacientes não portadoras de doença óssea de base no período do climatério

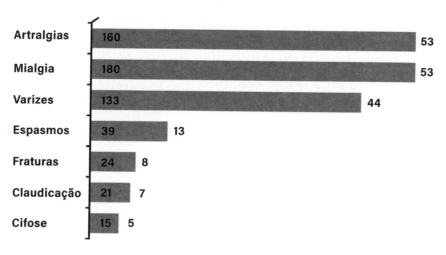

Artralgias	160	53
Mialgia	180	53
Varizes	133	44
Espasmos	39	13
Fraturas	24	8
Claudicação	21	7
Cifose	15	5

A partir de 1996, passamos a rastrear a proteína óssea por meio do Sistema DBM 3G, tecnologia portadora de inteligência artificial, inofensiva, que permite iniciar a avaliação a partir da infância e adolescência e prediz o risco de as pessoas desenvolverem osteoporose ou fraturas osteoporóticas quando idosas, utilizando duas ferramentas qualitativas. Em nossas pesquisas e estudos clínicos, temos observado, com elevada frequência, ao realizar essa minuciosa análise, que grande parte das pacientes que comunicam dores articulares difusas, muitas das quais interpretadas como portadoras de fibromialgia, na verdade apresenta importantes atenuações nos pulsos do PBO, revelando o início da deterioração da proteína óssea.

Assim, as deformações ósseas e articulares vão-se instalando de forma progressiva em decorrência da abordagem passiva, visão denominada cartesiana, que espera a doença surgir para iniciar o tratamento.

Como se pode observar, as dores articulares e as mialgias, por muitos anos *incorretamente* denominadas fibromialgias, ocorrem em 53% das pacientes no climatério. Quando adequadamente exploradas, as pacientes não revelam enfermidade reumática ou de causa imune presente, o que poderia justificar tal queixa.

Por outro lado, a visão multidisciplinar permitiu, ao realizarmos nesse grupo o PBO, encontrarmos em 20,7% das pacientes entre 35–50 anos a presença dessas alterações na qualidade óssea, o que explica o quadro de dor.

Ao adquirir os conhecimentos básicos sobre as mudanças constantes a que as mulheres têm sido submetidas, cabe ao profissional ginecologista, com visão ampla e que deseja atender as pacientes no climatério, além de diferenciá-las, verificar os percentuais de imbricações entre os diferentes processos envolvidos para instituir as orientações.

Logo, essas orientações, por sua vez, vão desde a simples indicação de mudanças de hábitos, costumes e comportamentos às reposições hormonais personalizadas, atividades fisioterápicas específicas, assessoramentos para as psicoterapias de apoio, terapêuticas psicofarmacológicas e adequação do peso ou mesmo administração de fármacos psicoativos, sempre afastando qualquer antecedente familiar ou pessoal que contraindiquem os procedimentos.

É sempre bom, no entanto, realçar que, independentemente da medicação prescrita, jamais podemos deixar de realizar a abordagem com a visão ampla que orienta a Medicina Preventiva do Envelhecimento Feminino, que é multidisciplinar e adequada para o período do climatério, tanto do feminino quanto do masculino.

A abordagem curativa tem ocasionado custos abusivos decorrentes das fraturas e de suas consequentes limitações, que são assustadoras. Em 2010, havia no Brasil 5.400.000 mulheres portadoras de osteoporose. Ademais, o IBGE, em 2014, reportou que, no Brasil, a população de portadores de osteoporose era de 10.685.500 pessoas, o que superava a população total de cinco entre as seis mais importantes capitais do Brasil: Rio de Janeiro, Belo Horizonte, Brasília, Salvador e Fortaleza. Naquela época, apenas a capital de São Paulo registrava 12.038.175 desses portadores. **Logo, os valores revelam que estamos convivendo com as doenças como se fossem uma ordem divina, quando, na verdade, ocorrem porque a maioria, por longas datas, tratou apenas dos sinais e dos sintomas e não se preocupou em realizar os rastreamentos utilizando tecnologias modernas, inócuas, para avaliar a estrutura de sustentação osteomuscular.**

SISTEMA PSÍQUICO

Um fato de grande relevância e que precisa ser de conhecimento das mulheres nesse difícil período é a importância do aparelho psíquico. No início de nossas pesquisas, era comum recebermos pacientes que já tinham passado por avaliações e tratamentos psiquiátricos das mais diferentes formas, mas sem obter os resultados desejados.

Naquela época, chamava atenção o fato de muitas responderem rapidamente ao tratamento hormonal. Para nos certificarmos de que a resposta observada não consistia apenas em efeito placebo, ou devido ao acolhimento que a abordagem médica oferecia, por meio de uma bateria de exames hormonais realizados antes e na vigência da medicação prescrita, passamos a compreender, pela biodisponibilidade de vários hormônios sempre solicitados desde a instalação do nosso serviço, que, durante o uso da medicação, a resposta clínica decorria do efeito farmacológico. Isso porque os médicos formados nas mais diferentes faculdades não receberam informações precisas quanto ao papel dos placebos na remissão das queixas clínicas, e sob essa circunstância, na verdade, promoveram apenas o fim do sintoma clínico, o que não significa que estivessem tratando a paciente. O mais importante, e que deve realizar-se rotineiramente no climatério, é a ação multidisciplinar para colaborar com o retardo do envelhecimento celular.

Para esclarecer esse tipo de resposta clínica e a importância de dar valor não apenas à remissão das queixas, mas aos aspectos preventivos dos diferentes órgãos e sistemas, realizamos, em 2001, outra pesquisa e verificamos que as doses hormonais prescritas em um grupo de pacientes apresentavam biodisponibilidade adequada, enquanto em outro não atingiam sequer os níveis subliminares, sendo informado que haviam desaparecido as queixas.

Assim, essa pesquisa nos revelou, de forma clara, que algumas estavam respondendo devido ao efeito placebo, porque havia remissão da queixa, mas não a eficácia medicamentosa comprovada pelas dosagens hormonais. Por tal razão, realizamos necessários controles de rotina a cada três e seis meses e um ano. Desta forma, esse engenhoso estudo revelou, de forma inquestionável, a importância de uma ferramenta de comparação e que esta jamais pode ser dispensada quando atendemos em função do grupo biológico da paciente e sua biodisponibilidade específica.

A partir de 1996, passamos a confirmar a eficácia medicamentosa ao comparar as diferentes intervenções com os efeitos sobre a estrutura de sustentação osteomuscular, a matriz proteica óssea, utilizando o Sistema DBM 3G por meio da análise das ferramentas qualitativas PBO e UBPI; depois de 2015, pelo

Sistema DBM BOX-4G, que avalia de forma completa o tecido ósseo, a partir dos seis anos de idade.

Na verdade, quem oferece esse padrão de investigação e orienta os conhecimentos descritos neste livro são os profissionais que atuam de forma multidisciplinar. Ao atender, conseguem acolher, observar e escutar a pessoa, e não apenas as queixas referidas.

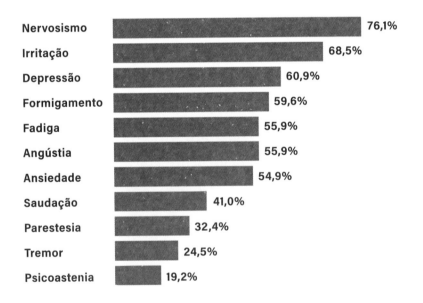

APARELHO PSÍQUICO
QUEIXAS CLÍNICAS MAIS FREQUENTES REFERIDAS POR 303 PACIENTES NO PERÍODO DO CLIMATÉRIO, NÃO PORTADORAS DE DOENÇA DO APERELHO PSÍQUICO

Nervosismo	76,1%
Irritação	68,5%
Depressão	60,9%
Formigamento	59,6%
Fadiga	55,9%
Angústia	55,9%
Ansiedade	54,9%
Saudação	41,0%
Parestesia	32,4%
Tremor	24,5%
Psicoastenia	19,2%

Em muitas oportunidades, a mulher que está enquadrada na filosofia de vida do mundo moderno — segundo a qual tudo deve ser realizado com rapidez, "sem perda de tempo" —, ao ser atendida por profissionais que "participam dessa visão da medicina", em vez de investigar minuciosamente as causas envolvidas, a pressa referida apenas dedica atenção à remissão rápida dos sintomas. Na verdade, o que mais interessa para ambos, em termo de saúde, é rastrear a causa central, o que requer trabalho. Tratando-se a causa de forma adequada, ela é eliminada de vez. Para tanto, basta manter os controles em intervalos adequados, evitando sua recorrência.

Pacientes que não dispensam algumas horas para fazer a prevenção, dizendo não poderem perder tempo, no futuro terão de perder anos para tratar a doença estabelecida, que, na verdade, se encontra em estado irreversível. Um exemplo comum da importância dessa abordagem são as queixas de onda de calor, taquicardia, dores articulares, insônia, melancolia e esquecimento, que entre muitas estão relacionadas às disfunções hormonais do climatério, já que o hormônio feminino é modulador do sistema nervoso autônomo, responsável por controlar funções como a respiração, circulação, digestão, temperatura corporal etc.

Porém, quando não investigadas de forma adequada, podem estar envolvidas com múltiplos fatores que desencadeiam ou potencializam os sintomas e devem ser rotineiramente diferenciados. Entre eles, destacamos as alterações decorrentes dos processos fisiológicos, orgânicos, psicossomáticos e epigenéticos.

A maioria das pacientes que apresentam dores articulares e recebem anti-inflamatórios revela rápida remissão da queixa. A doença, contudo, é mascarada por não se pesquisar seu fator causal e, o que é mais grave, os anti-inflamatórios, quando usados por longos períodos, deterioram a estrutura de sustentação osteomuscular, o que se comprova pelas ferramentas qualitativas, e potencializam o estado de osteopenia, artrose e osteoporose. Ou seja, há um comprometimento ainda maior gerado pelo que supostamente deveria tratar e não causar danos.

Diante dessa informação, as medicações que têm sua precisa indicação devem sempre ser utilizadas com moderação e por tempo limitado. O acompanhamento por meio das ferramentas qualitativas tem grande valia, já que controles trimestrais e semestrais podem evidenciar a melhora do quadro clínico e o agravo detectado no sistema osteomuscular.

A mesma postura se repete com a prescrição de outras medicações, utilizadas há décadas nas pacientes que relatam ondas de calor, uma queixa frequente no climatério tardio, pós-data da menopausa, queixa temerosa, que incomoda e irrita.

Na dependência do grupo biológico, as pacientes relatam suor excessivo no pescoço e na nuca, acordando de madrugada com as roupas molhadas, com interferência direta no tempo de sono e, quando casadas, interferindo no relacionamento. Isso porque a percepção de temperatura do local é diferente para homem e para mulher ou para quem esteja no mesmo ambiente que a mulher em climatério. Ao sentir calor, buscam-se recursos como ar-condicionado para reduzir a temperatura, quando, na verdade, o termorregulador está dentro de si. Assim, dizem sentir-se melhor ao reduzir a temperatura, mas quem está próximo, por sua vez, passa a sentir frio, dificultando a convivência no mesmo espaço. Ao adquirir os conhecimentos básicos sobre as mudanças constantes a que as mulheres têm sido submetidas, cabe ao profissional ginecologista com visão multidisciplinar e que deseja atendê-las de forma diferenciada verificar os percentuais de imbricações entre os diversos processos envolvidos para instituir as diferentes terapêuticas indicadas.

Por sua vez, as terapias vão desde a simples orientação de mudanças de hábitos, costumes e comportamentos às reposições hormonais personalizadas, atividades fisioterápicas específicas, assessoramentos para as psicoterapias de apoio, terapêuticas psicofarmacológicas, com a adequação de seu peso, ou mesmo a administração de fármacos psicoativos.

É sempre bom, no entanto, esclarecer que, independentemente da medicação prescrita, jamais podemos deixar de realizar a abordagem da Medicina Preventiva da Longevidade Feminina, visão multidisciplinar do climatério feminino, que na Climatérium® Ltda. temos oferecido também aos homens. Não consigo entender como os seres humanos, assim denominados por terem alcançado o ápice da escala filogenética, não estão sendo acolhidos e tratados como um todo. Infelizmente, ainda é comum escutar de muitas pacientes oriundas de diferentes cidades brasileiras, muitas das quais distantes, que suas avaliações têm-se restringido ao exame das mamas e do aparelho genital.

> O período do climatério representa a última oportunidade para as mulheres fazerem as prevenções dos diferentes órgãos e sistemas com a finalidade de reduzir de forma expressiva as doenças crônicas e degenerativas. Como já relatei, o IBGE (2016) registra-as como responsáveis por 72% das causas de morte no Brasil para pessoas acima de 60 anos.

A despeito do incontestável avanço da abordagem preventiva, que agrega a promoção da saúde por meio da inteligência artificial, as pacientes continuam sendo atendidas de forma segmentada, postura que, na atualidade, é inaceitável diante do vasto entendimento disponibilizado pela ciência contemporânea. Quem consegue atender a paciente e observar o todo está praticando a verdadeira arte médica, em sua essência, que, para a maioria, no período de formação, foi relegada a um plano secundário. Portanto, a mulher moderna, com todas as novas atribuições, sabe muito bem que, nesse longo período, a forma mais adequada é ser atendida pelo profissional que prioriza a visão multidisciplinar — o que na verdade não significa que a paciente deva ser atendida por múltiplos profissionais de diferentes especialidades, mas sim por profissionais que estão treinados para entender o que as deficiências hormonais ocasionam nos órgãos de sua especialidade. É isso o que caracteriza um verdadeiro atendimento multidisciplinar.

O QUE AS QUEIXAS SIGNIFICAM?

A redução na produção dos hormônios, em qualquer idade, desencadeia, em graus variados de intensidade e frequência, uma série de queixas clínicas. Isso ocorre porque o organismo humano feminino, por um período em torno de 28 anos, da menarca até os 40 anos, funciona dentro de níveis hormonais fisiológicos normais durante a fase reprodutiva, que também é denominada menacme.

A partir do momento que se inicia a redução do número de folículos ovarianos, concomitantemente ocorre a diminuição na produção dos hormônios femininos do ovário, o que, na maioria das mulheres, começa em torno dos 38–40 anos. Com o tempo, a mulher passa a apresentar uma queda mais acentuada, caracterizando um verdadeiro quadro de abstinência hormonal endógena, semelhante ao que ocorre com os dependentes de álcool, cigarro, drogas etc. quando iniciam o processo de abandono do hábito. Para tanto, defino a perda da função generativa como abstinência hormonal endógena.

Os diversos aparelhos e sistemas do corpo humano, ao acusarem a redução dos níveis hormonais sob os quais estavam modulados havia anos, tentam-se comunicar com o consciente da mulher, informando que importantes alterações estão ocorrendo. Para tanto, fazem-no por meio das queixas clínicas que emanam dos diferentes órgãos e sistemas, representando as disfunções que se estão estabelecendo em suas específicas atividades e sendo registradas pela formação reticular no sistema nervoso central.

Quando, ao longo das consultas, as pacientes são submetidas a um minucioso interrogatório para rastreamento dos diferentes aparelhos e sistemas, como por nós realizado com **1.093** pacientes ao longo do período do climatério (40–65 anos), relata-se grande número de queixas. As mais citadas são as que apresentam elevado índice de morbidade e mortalidade, que acometem quatro sistemas, a saber: **osteomuscular, cardio-circulatório, endocrinológico e psíquico;** por sua vez, acima de 65 anos, o maior índice de morbidade ocorre nos aparelhos **ocular e auditivo.**

O QUE AS QUEIXAS SIGNIFICAM?

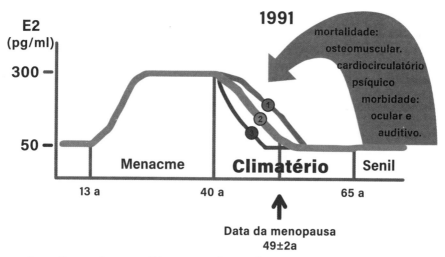

Aparelhos mais acometidos nas senis que devem ser rastreados no período do climatério para prevenir as doenças crônicas com elevada prevalência e causa de morte nas senis brasileiras.

As pesquisas pioneiras no mundo, iniciadas na Academia da FMRP-USP (1979) — entidade da qual tive a honra de ser aluno, pós-graduando e docente, além de ter defendido as teses inéditas em *stricto sensu* recentemente —, constataram, por meio de um vasto levantamento nacional sobre saúde em brasileiros, a veracidade 37 anos depois (IBGE, 2016). Nas pesquisas, são informados os quatro sistemas mais acometidos: osteomuscular, cardiocirculatório, endócrino e psíquico, responsáveis por 72% das mortes acima de 60 anos por doenças crônicas não transmissíveis, fato por nós alertado desde o primeiro estudo epidemiológico dos diferentes aparelhos em mulheres ao longo do climatério, realizado em 1979, cujo tema foi apresentado como palestra inaugural do Primeiro Congresso da Sociedade Brasileira de Climatério em 1985.

O Ministério da Saúde, por meio de levantamento realizado pelo IBGE (2016), relata que 54 milhões de brasileiros são portadores de pelo menos uma doença crônica não transmissível. Esses dados, de forma clara, informam-nos o tipo de assistência médica que tem sido oferecida aos cidadãos brasileiros, ou seja, totalmente contraproducente por exclusiva falha de não incorporar a Abordagem Preventiva da Longevidade Feminina agregada a TECNOLOGIA INOVADORA, assim definida, por contribuir tanto com o **CAPITAL SOCIAL** como com o **CAPITAL HUMANO**.

O CUSTO DA VISÃO CURATIVA E O CLIMATÉRIO

Para que se tenha noção de como é importante a prevenção durante o período do climatério, apenas relacionarei algumas enfermidades e seus custos hospitalares, publicados no Osteoporosis Int. e referidos por Kanis et al. em 1997.

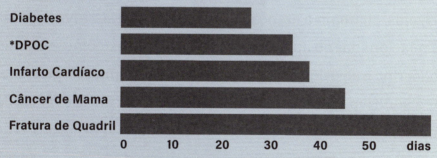

DOENÇAS CRÔNICAS MAIS COMUNS DE INTERNAÇÃO

Leitos ocupados / dias X 1.000 mulheres acima de 45 anos
Kanis e cols, 1997. Osteoporosis Int. 78: 390-406.
*DPOC: Doença Pulmonar Obstrutiva Crônica

No climatério devemos dar minuciosa e adequada atenção às enfermidades que apresentam elevada prevalência na mulher idosa (65 anos), visando surpreender a doença no início de sua instalação, já que as propedêuticas atuais não comportam esse detalhado rastreamento. Logo, isso obriga os profissionais a aguardar a instalação da enfermidade para, sob tal circunstância, iniciarem a terapêutica medicamentosa ou cirúrgica.

Apesar de toda a evolução experimentada pela ciência médica no que se refere ao rastreamento e diagnóstico precoce de inúmeras enfermidades, em sua maioria pesquisadas pelo Projeto Genoma Humano, importante esforço mundial que possibilitou começar a decifrar o código genético por meio do seu mapeamento (1991–2003), muitos profissionais ainda realizam suas investigações por meio de metodologias que aplicam os conceitos exarados em 1940 e apenas confirmam o diagnóstico quando a doença já se instalou. Ou seja, métodos que diagnosticam a enfermidade em estados finais. Entre as várias mazelas, chamam a atenção e sempre devem ser investigadas as relacionadas ao aparelho cardiológico, ao osteomuscular, ao endócrino e ao psíquico, **agregados ao exame ginecológico**, ocular e auditivo, não esquecendo os diferentes cânceres e dando ênfase, na mulher, ao câncer de mama e colo do útero, e de próstata no homen.

Por outro lado, quando analisamos os honorários despendidos, o tempo das internações e os relacionamos com os quatro sistemas mais acometidos **(osteomuscular, cardiológico, endocrinológico e psíquico)**, temos a nossa atenção despertada. Por essa razão, esses quatro sistemas devem receber atenção especial devido ao fato de marcarem de forma indelével o final da vida de suas portadoras e de seus familiares. O sofrimento pode atingir tal dimensão, que torna muitas vezes insuportável o convívio em família. Em muitas ocasiões, a sobrecarga imposta atinge tal magnitude, que a família decide encaminhar seus entes queridos para casas de acolhimento à saúde da terceira idade, muitas das quais ainda se assemelham a verdadeiros depósitos de senis.

EXEMPLOS PRÁTICOS DA INTERAÇÃO ENTRE CORPO, MENTE E MEIO AMBIENTE

Para as pacientes entenderem como é importante realizar o rastreamento multidisciplinar e utilizar de forma integrativa as diversas intervenções, citarei a seguir alguns casos muito interessantes de pacientes que procuraram o serviço oferecido pela Climatérium® Ltda. sem nunca antes terem sido orientadas pela abordagem multidisciplinar.

Nos exemplos abaixo, os nomes foram trocados, preservando a identidade de cada uma delas.

■ Ana, 52 anos

"Quando ouvi pela extensão telefônica meu marido conversando com ela e marcando o local e a hora do encontro, fiquei ruborizada no pescoço e na face. É só pensar no fato que voltam novamente os sintomas, as ondas de calor e a sudorese. Veja, veja, doutor!"

■ Caso 2

"Já cansei de pedir que ele use os medicamentos que o doutor prescreveu, mas ele não obedece. Toda vez que o corrimento volta, a "vagina parece que queima", minha cabeça e meu pescoço parecem que vão pegar fogo e transpiro no pescoço. Não aguento, doutor."

■ Caso 3

"Não sei o que está acontecendo, doutor. É só escutar o barulho do escapamento do carro do meu marido, quando estaciona na garagem de casa, sobe um calor do pescoço à minha cabeça e, para evitar o sexo, corro, deito na cama e finjo que estou dormindo."

■ Caso 4

"Há mais ou menos dois meses, passei a observar que, quando discuto com meu marido, o pescoço e a face ficam 'vermelhos' aparecem umas manchas com contornos geográficos."

■ Caso 5

"É só meu marido chegar alcoolizado, que começo a ficar com medo de suas agressões e fico 'ruborizada'. O suor intenso aparece, assim como a dor de cabeça."

■ Caso 6

"Já fui três vezes ao dermatologista tratar deste problema e tudo o que usei não adiantou nada. Acho que essa mancha vermelha deve-se à preocupação que tenho com minha filha que estuda fora; piora com as ondas de calor."

EXEMPLOS PRÁTICOS DA INTERAÇÃO ENTRE CORPO, MENTE E MEIO AMBIENTE

- ■ Caso 7

"Quando fico recordando o que recebi em retribuição nesses 35 anos de casamento, fico furiosa. A sola dos pés, a palma das mãos e a cabeça ficam vermelhas. É só pensar nisso."

- ■ Caso 8

"Perdi o interesse sexual por meu marido. A partir disso, começaram a surgir 'lesões cutâneas' no pescoço, que se juntam e ficam vermelhas."

Após vários retornos, ao perguntar à paciente se ela havia pensado em alguém para substituí-lo e quais eram as pretensões, caso existisse um novo amor, ela mostrou sinais evidentes de grande alegria. Rapidamente o rubor geográfico começou a desaparecer do seu pescoço e a área ficou reduzida a pequenas manchas eritematosas, enquanto a paciente relatava as experiências com o novo parceiro.

- ■ Caso 9

"Após o falecimento do meu marido, comecei a pensar e perceber como ele era importante para mim e para o sexo. É só ficar pensando na perda, que começo a sentir as 'ondas de calor' e um suor que corre pelo meu corpo. À noite, tenho de ligar o ar-condicionado, de tanto calor."

■ Caso 10

"Eu fiz plástica nas pálpebras, nas mamas e no abdome, e mesmo assim ele não liga para mim. Estou desesperada. É só pensar, que entro em pânico e vem essa coisa quente no meu pescoço e na cabeça."

■ Caso 11

"Quando soube que minha filha única estava grávida de um rapaz viciado em drogas, 'entrei em pânico'. É só pensar que vamos ter de aceitá-lo em nossa família, que fico irritada, a cabeça esquenta, o rosto fica vermelho e fico muito nervosa."

■ Caso 12

"Quando senti um cheiro estranho de perfume na camisa dele, fiquei com tanto ódio, que a rasguei. Agora estou com essa coisa quente no pescoço, junto com um suor pegajoso; preciso até ficar usando leque e ligar o ventilador para amenizá-lo."

■ Caso 13

"Fico todos os dias à tarde com os meus dois netinhos. Eles brigam, sobem nas árvores, sobem no telhado, sujam o sofá e ligam o rádio alto. Eles são uns capetas! Todos os dias à tarde é a mesma coisa: fico quente, irritada, vermelha e aparece esse calorão. Mas não quero ficar longe deles. Sinto muita solidão."

SOBRE O AUTOR

Odilon Iannetta, ginecologista brasileiro incluído no *Year Book of Family Practice* de 1985, com contribuições científicas inéditas desde que foi aluno e realizou pesquisas científicas com aplicação prática, em *stricto sensu*, na Academia FMRP-USP, desenvolveu e publicou trabalhos revelando que, a despeito do inadequado atendimento médico oferecido de modo geral, observa-se o acelerado envelhecimento da população mundial e brasileira.

Apesar de sentir ferrenha oposição à abordagem preventiva das doenças crônicas, confiante no saber adquirido, idealizou e fundou, em 1989, a Climatérium® Ltda. EPP, a qual coordena há 31 anos. O local atende com o mesmo acolhimento pacientes de diferentes níveis sociais e tem constatado o progressivo envelhecimento dos diferentes órgãos e funções da população — e o que é mais importante: tem-se constatado que as rotinas podem ser aplicadas sem discriminação de qualquer natureza.

Por ter fundado, em 1979, o primeiro Serviço Público Multidisciplinar de Climatério no mundo, o HCFMRP-USP, possibilitou que a Climatérium® Ltda. fosse a pioneira na América em pesquisar, aplicar e oferecer, em serviço particular e para conveniados, a **inovadora tecnologia** DBM BOX-4G, que agrega a **inteligência artificial** utilizada na **robótica espacial**, que rastreou o planeta Marte.

O DBM BOX-4G, tecnologia de ponta, inócua, pode ser disponibilizado a partir de 6 anos, como promotor da saúde sem a necessidade de requisitos especiais. O exame subsidiário não emite radiação, possui registro na Anvisa e certificação pelo INMETRO, tendo sido incluído no código das famílias dos densitômetros ósseos.

A **inovadora tecnologia**, ao identificar os sujeitos mais suscetíveis por meio de monitoramentos, em curto prazo (3, 6 e 12 meses) possibilita o início precoce do tratamento e os controles das diversas intervenções, permitindo realizar em tempo hábil, com o auxílio dos diferentes especialistas da área médica, a prevenção das doenças crônicas que assolam os brasileiros, assim também no que se refere à temível osteoporose, que acomete os idosos, tanto mulheres quanto homens, por exclusiva omissão da prevenção primária e secundária, as quais são comprovadamente eficazes.

A osteoporose foi a primeira doença a ser rastreada a partir dos 6 anos de idade ao idoso, possibilitando em 2006 a edição do livro *Osteoporose, uma ex-enfermidade silenciosa*, o qual na época de lançamento atualizou os 66 anos de defasagem da medicina brasileira. Para obter sucesso ao aplicar a abordagem preventiva nas doenças crônicas, é necessário que o profissional da saúde observe os pacientes com a visão da medicina multidisciplinar e, ao prescrever as diferentes intervenções terapêuticas, agregue os conhecimentos da medicina antroposófica, integrativa e ortomolecular. É impossível tratar todos os pacientes, sem exceção, utilizando exclusivamente os recursos da medicina curativa, a qual faz uso de doses idênticas para todos.

Em 2006, ano da publicação do livro texto na *Revista Femina*, Iannetta escreveu um alerta sob o título **Atualizar é Preciso**. Nessa obra, estimulou a mudança de paradigma dos colegas com duas frases impactantes: "Não viemos ao mundo para morrer de doenças crônicas e degenerativas", também afirmando: "O Deus de cada um não seria burro a ponto de permitir o ingresso a este mundo para morrermos de doenças crônicas". Atualmente, participando de vários congressos de diversas especialidades médicas, tem alertado para a quantidade de propaganda enganosa, responsável por transformar a doença em produto de consumo, e para a pajelança científica das muitas terapêuticas atuais.

Sabendo que se já passaram 80 anos dos conceitos iniciais exarados por Albright, F.; Bloomberg, F. e Smith, P.H., em 1940, início do século passado, é inconcebível, e não se justifica por quaisquer que sejam as razões, os profissionais continuarem divulgando, utilizando e aplicando conceitos defasados pelo próprio tempo, permanecendo a prescrever o íon cálcio, mesmo estando os seus níveis baixos, normais ou elevados no sangue, porque estes não se relacionam com o risco de desenvolver osteoporose e fraturas osteoporóticas.

A ciência, desde 1984, tem comprovado a correlação direta dos riscos de osteoporose e fratura com o estado da estrutura de sustentação óssea, a matriz primária, a proteína óssea que confere ao tecido ósseo a necessária QUALIDADE ÓSSEA.

INFORME ESPECIAL

Após todas as minuciosas informações científicas desenvolvidas na Academia FMRP-USP, desde 1979, e agregadas à prática diária a partir de 1989 na Climatérium® Ltda. (que na atualidade conta mais de 200 mil rastreamentos da qualidade da estrutura de sustentação osteomuscular), sugiro que faça uma visita a minha clínica.

Endereço: Av. Independência, 3074, Ribeirão Preto/SP.

Contato: (16) 4009-3335 / climaterium@climaterium.com.br.

A Climatérium® Ltda. é o local ideal para a mulher que está passando pelo período do climatério — um dos mais delicados da sua vida; representa atualmente 25 anos. Na Climatérium® Ltda, a mulher moderna é atendida com cuidado, atenção e esmero.

Não viemos ao mundo para morrer de doenças crônicas
(Iannetta, 1996)

O IBGE (2016) comprovou em nível nacional que 72% dos brasileiros acima de sessenta anos estão morrendo de doenças crônicas não transmissíveis. Acordem, brasileiros.

Aguardo para que, juntos, documentemos sua presença!

REFERÊNCIAS SUGERIDAS PARA LEITURA E ATUALIZAÇÃO SOBRE A NOVA BIOLOGIA ÓSSEA.

ALBRIGTH, F.; BLOOMBERG, P. H.; SMITH, P. Postmenopausal osteoporosis. Transactions of the Association of American Physicians, v. 55, p. 298-305, 1940.

FERREIRA, R. A. Estudo comparativo dos instrumentos de medidas entre duas propedêuticas. Avaliação precoce da perda de tecido ósseo (DBM Sonic 1200E-second generation X Dexa). Qualificação de mestrado. DGO FMRP-USP, 1998.

FERREIRA, R. A.; NOVAIS, D. A.; IANNETTA, O. A comparative study of two instruments for measuring the loss of bone mass: dual xray absormetry and DBM Sonic 1200E -second generation. In: WORLD CONGRESS ON HUMAN REPRODUTION, 1999, Salvador. Anais... Salvador: Monduzzi, 1999. p. 4-8.

GONÇALVES, E. M.; RIBEIRO, R. R.; CARVALHO, W. R. G. A. et al. Brazilian Pediatric Reference Data for Quantitative Ultrasound of Phalanges According to Gender, Age, Height and Weight. PLOS ONE, 2017.

GUERREIRO, C. T.; IANNETTA, R.; MARCHINI, J. S. et al. Influência do sobrepeso sobre a estrutura de sustentação osteomuscular. International Journal of Nutrology, v. 9, p. 182-90, 2016.

IANNETTA, O. Alterações neuroendócrinas no climatério. Ginecologia Atual, v. 6, 1996.

IANNETTA, O. Associação valerato de estradiol/acetato de ciproterona na terapia de reposição hormonal: experiência clínica brasileira: dados preliminares. Ginecologia Atual, 1996.

IANNETTA, O. Atualizar os conhecimentos é preciso; estado atual da avaliação da massa óssea no climatério. Femina, v. 34, 2006.

IANNETTA, O. Correlação entre os tipos de esfregaços vaginais e os níveis de estradiol plasmático em 127 pacientes do climatério. Ginecologia Atual, v. 5, 2001.

IANNETTA, O. Ensaio sobre a psicodinâmica das ondas de calor. Ginecologia Atual, v. 6, 1996.

IANNETTA, O. Ensaio sobre as ondas de calor. Ginecologia Atual, p. 44-5, 1996.

IANNETTA, O. Influência da força mental materna sobre o bem-estar fetal intra-útero. Relato de um caso. Revista Brasileira de Ginecologia e Obstetrícia, v. 98, n. 11, p. 509-11, 1985.

IANNETTA, O. Inquérito sobre a sexualidade de mulher no climatério: masturbação. Ginecologia Atual, v. 1, n. 2, p. 8-9, 1998.

IANNETTA, O. Mitos e crendices no catamênio em 29 índias guaranis. Ginecologia Atual, v. 6, 1996.

IANNETTA, O. Nova metodologia para diagnóstico da osteoporose da infância a senilidade. Jornal da Sobrac, v. 8, n. 2, p. 8-9, 2001.

IANNETTA, O. Osteossonometria & osteossonografia. Uma associação mais segura. Boletim Sobrac, v. 8, p. 7-8, 2001.

IANNETTA, O. Parâmetro biológico para a avaliação do risco de osteoporose e fratura no menacme e climatério. Femina, v. 33, 2005.

IANNETTA, O. Psicossomática em esterilidade. Relato de um caso. Revista Brasileira Médica Psicossomática, v. 4, p. 111-3, 1997.

IANNETTA, O. Qualidade óssea parâmetro de rastreamento da qualidade de vida durante o climatério. Coluna Columna, 2004.

IANNETTA, O. Resposta fetal ao estado alterado de consciência materna (Estado Alfa). Boletim Abrep, v. 3, p. 4-6, 1995.

IANNETTA, O. Terapias alternativas não hormonais no climatério. Ginecologia Atual, v. 5, p. 31-8, 1997.

IANNETTA, O.; CASTRO, R. M.; FEITOSA, E. et al. Osteoporose uma enfermidade ginecológica. Ginecologia Atual, v. 4, p. 149-53, 1993.

IANNETTA, O.; COLAFEMINA, J. F.; URBANETZ, A. A. et al. Alterações auditivas no climatério com estudo em 60 pacientes. Jornal Brasileiro de Ginecologia, v. 95, n. 8, p. 343-45, 1985.

IANNETTA, O.; FERREIRA, A. R. Osteo-sonografia e osteo-sonometria da metáfise óssea em falanges de 32 adolescentes. Metodologia para a avaliação da qualidade óssea: estudo piloto. São Paulo, 2003.

IANNETTA, O.; FERREIRA, H. J.; COLAFÊMINA, J. F. Investigação audiométrica no climatério. RBM, v. 5, p. 230-4, 1992.

IANNETTA, O.; MARIN NETO, J. A.; SCHIAVONNE, R. H. et al. Estudio de los sintomas cardiovasculares de los niveles de pression arterial y del eletrocardiograma em 108 pacientes del climatério. Rev. Esp. Gin. Obst., v. 44, p. 653-60, 1985.

IANNETTA, O.; NOVAIS, D. A.; MARTINS, D. C. S. Determinação do coeficiente de variação do DBM SONIC 1200 e para o estudo da perda de osso trabecular no climatério. Ginecologia Atual, v. 9, p. 61-2, 1998.

IANNETTA, O.; NOVAIS, D. A.; MARTINS, D. C. S. Nova metodologia para screening e controle em curto prazo da perda de massa óssea trabecular no climatério. Ginecologia Atual, v. 6, p. 37-42, 1999.

IANNETTA, O.; PEREZ, A. I. C.; FEN, L. F. et al. Avaliação antropométrica no climatério feminino. JBGO, v. 13, n. 4, p. 168-71, 1991.

REFERÊNCIAS

IANNETTA, O; RODRIGUES, C. Inquérito sobre a sexualidade da mulher no climatério. Brincadeiras na infância. Ginecologia Atual, v. 5, n. 4, 1996.

IANNETTA, O; RODRIGUES, C. Inquérito sobre a sexualidade da mulher no climatério. Identificação, estrutura familiar e valores. Ginecologia Atual, v. 5, n. 4, 1996.

IANNETTA, O.; RODRIGUES, M. L. V.; URBANETZ, A. A. et al. Estudo oftalmológico em 85 pacientes nos diferentes grupos biológicos do climatério. Jornal Brasileiro de Ginecologia, v. 3, p. 287-94, 1986.

IANNETTA, O.; ROMÃO, E. Perfil epidemiológico, análise clínica e propedêutica do aparelho ocular em 155 pacientes do climatério. Ginecologia Atual, v. 6, 1996.

IANNETTA, O.; SAKAI, J. T. Distúrbios psicológicos e psiquiátricos no climatério. Ginecologia Atual, v. 6, p. 101-6, 1993.

IANNETTA, O.; URBANETZ, A. A.; SILVA, J. A. F. Atualização da osteoporose. Femina, 1985.

IANNETTA, O.; URBANETZ, A. A.; SILVA, J. A. F. et al. Estudo de alguns parâmetros para avaliação da função tireoidiana em 222 pacientes no climatério. Jornal Brasileiro de Ginecologia, p. 525-7, 1985.

IANNETTA, O.; URBANETZ, A. A. Estudo duplo-cego para avaliação de uma nova medicação na redução da sintomatologia climatérica. Revista Brasileira de Ginecologia e Obstetrícia, v. 4, p. 178-80, 1985.

IANNETTA, R.; FERREIRA, R. A.; IANNETTA, O. Análise da topologia óssea em 2140 pacientes no período do climatério. Predição do risco de fraturas osteoporóticas na senilidade. Revista Reprodução & Climatério, v. 23, n. 1, p. 165-8, 2008.

SOUZA, A.; FERREIRA R. A.; ROSSETTI, A. M. et al. Correlação entre os tipos de esfregaços vaginais e os níveis de estradiol plasmático em 127 pacientes no climatério. Ginecologia Atual, 2001.

SOUZA, S. S.; IANNETTA, O. Climatério: pele e anexos. Ginecologia Atual, v. 7 (1/2), 1999.

DR. ODILON IANNETTA

PRODUÇÃO CIENTÍFICA RESUMIDA
PROF. DR. ODILON IANNETTA
DIRETOR CLINICO DA CLIMATÉRIUM® LTDA. (1989-2020)
PIONEIRA NAS TRÊS AMÉRICAS
RASTREAMENTO E PREVENÇÃO DA CAUSA CENTRAL DA OSTEOPOROSE E
DAS DOENÇAS CRÔNICAS NÃO TRANSMISSÍVEIS (1996)

APRESENTAÇÃO DE ARTIGOS CIENTÍFICOS: BRASIL, EXTERIOR, CONGRESSOS, JORNADAS, REVISTAS, PERIÓDICOS PARA MÉDICOS E LEIGOS

IANNETTA, Odilon. Prognóstico Radiológico do Peso Fetal Intrauterino. In: XI CONGRESSO BRASILEIRO DE GINECOLOGIA E OBSTETRÍCIA, 1975, Rio de Janeiro/RJ. Anais de Congresso do XI Congresso Brasileiro de Ginecologia e Obstetrícia. 1975. Referências adicionais: Classificação do evento: Nacional; Brasil/Português; Meio de divulgação; Impresso.

IANNETTA, Odilon. Critérios de Classificação do Sofrimento Fetal. Correlação entre Índice de Apgar e o pH do Sangue Venoso Fetal. In: XXII JORNADA BRASILEI-RA DE GINECOLOGIA E OBSTETRÍCIA, 1977, São Paulo. Anais de Congresso da XXIII Jornada Brasileira de Ginecologia e Obstetrícia. 1977. Referências adicionais: Classificação do evento: Nacional; Brasil/Português; Meio de divulgação; Impresso.

IANNETTA, Odilon. Monitorização no Pré-Parto. In: XXIII JORNADA BRASILEIRA DE GINECOLOGIA E OBSTETRÍCIA, 1977, São Paulo/SP. Anais de Congresso da XXIII Jornada Brasileira de Ginecologia e Obstetrícia. 1977. Referências adicionais: Classificação do evento: Nacional; Brasil/Português; Meio de divulgação; Impresso.

IANNETTA, Odilon. Anomalia Cardíaca Congênita. In: XII CONGRESSO BRASILEI-RO DE GINECOLOGIA E OBSTETRÍCIA, 1978, Bahia/BA. Anais de Congresso do XII Congresso Brasileiro de Ginecologia e Obstetrícia. 1978. Referências adicionais: Classificação do evento: Nacional; Brasil/Português; Meio de divulgação; Impresso.

IANNETTA, Odilon. Correlação entre Nível de Linha de base da FCF com Índice de Apgar. In: XII CONGRESSO BRASILEIRO DE GINECOLOGIA E OBSTETRÍCIA, 1978, Bahia/BA. Anais de Congresso do XII Congresso Brasileiro de Ginecologia e Obstetrícia. 1978. Referências adicionais: Classificação do evento: Nacional; Brasil/Português; Meio de divulgação; Impresso.

IANNETTA, Odilon. Perfil Histoenzimológico do Carcinoma da Mama. Correlação com o Percentual de Cromatina Sexual e a Gradação Histológica da Neoplasia. In: XXIV JORNADA BRASILEIRA DE GINECOLOGIA E OBSTETRÍCIA, 1979, Recife/PE. Anais de Congresso da XXIV Jornada Brasileira de Ginecologia e Obstetrícia. 1979.

REFERÊNCIAS

IANNETTA, Odilon. Amniorrexe e Ovário Micropolicístico. In: I JORNADA DE OFTAL-MOLOGIA CENTRO CYRO DE RESENDE, 1983, Poços de Caldas/MG. Anais de Congresso da I Jornada de Oftalmologia Centro Cyro de Resende. 1982. v. Ana.

IANNETTA, Odilon. Tratamento Cirúrgico na Síndrome de Turner. In: II CONGRES-SO DE CIRURGIA DE RIBEIRÃO PRETO, 1982, Ribeirão Preto/SP. Anais de Congresso do II Congresso de Cirurgia de Ribeirão Preto. 1982.

IANNETTA, Odilon. Olho e Ginecologia. In: X JORNADA DE OFTALMOLOGIA CEN-TRO CYRO DE RESENDE, 1983, Anais de Congresso da X Jornada da Oftalmo-logia Centro Cyro de Resende. 1983.

IANNETTA, Odilon. A importância para a Prevenção da Cegueira e da Avaliação Oftalmológica no Climatério. In: VI CONGRESSO BRASILEIRO DE PREVEN-ÇÃO DA CEGUEIRA, 1984, Anais de Congresso do VI Congresso Brasileiro de Prevenção da Cegueira. 1984.

IANNETTA, Odilon. Esterilização Cirúrgica Feminina. Cinco Anos de Experiência no Departamento de Ginecologia e Obstetrícia da Faculdade de Medicina de Ribeirão Preto da Universidade de São Paulo. In: V CONGRESSO DE CIRUR-GIA DE RIBEIRÃO PRETO, 1984, Ribeirão Preto/SP. Anais de Congresso do V Congresso de Cirurgia de Ribeirão Preto. 1984.

IANNETTA, Odilon. Estudo Duplo-Cego para Avaliação de uma Terapêutica Não Hormonal no Tratamento de Menopausa. In: V CONGRESSO DE CIRURGIA DE RIBEIRÃO PRETO, 1982, Ribeirão Preto/SP. Anais de Congresso do V Con-gresso de Cirurgia de Ribeirão Preto. 1984.

IANNETTA, Odilon. Alteração Auditiva no Climatério. In: I JORNADA MATO-GROS-SENSE DE GINECOLOGIA E OBSTETRÍCIA, 1985, Anais de Congresso da I Jornada Mato-Grossense de Ginecologia e Obstetrícia. 1985.

IANNETTA, Odilon. Alteração Auditiva no Climatério. Avaliação de 60 Pacientes. In: III CONGRESSO DE GINECOLOGIA E OBSTETRÍCIA DO BRASIL CENTER, 1985, Cuiabá/MS. Anais de Congresso do III Congresso de Ginecologia e Obs-tetrícia do Brasil Center. 1985.

IANNETTA, Odilon. Alterações Auditivas no Climatério - Estudo de 60 pacientes. In: International Epidemiological Association,Latin American Regional Scientific Meeting Ribeirão Preto, 1985, Ribeirão Preto/SP. Congress proceedings of In-ternational Epidemiological Association, Latin American Regional Scientific Meeting Ribeirão Preto. 1985.

IANNETTA, Odilon. Alterações Oftalmológicas em 85 Pacientes nos Diferentes. In: IX CONGRESSO MÉDICO DO OESTE-PAULISTA, Anais de Congresso do IX Congresso Médico do Oeste-Paulista. 1985.

IANNETTA, Odilon. Estudo Auditivo no Climatério. Avaliação de 60 Pacientes. In: IX CONGRESSO MÉDICO DO OESTE PAULISTA, 1985, São José do Rio Preto/SP. Anais de Congresso do IX Congresso Médico do Oeste Paulista. 1985.

IANNETTA, Odilon. Estudo da Avaliação Tireoidiana em 222 Pacientes no Clima-tério. In: III CONGRESSO DE GINECOLOGIA E OBSTETRÍCIA DO BRASIL

CENTRAL, 1985, Cuaibá /MS. Anais de Congresso do III Congresso de Ginecologia e Obstetrícia do Brasil Central. 1985.

IANNETTA, Odilon. Estudo da Avaliação Tireoidiana em 222 Pacientes no Climatério. In: IX CONGRESSO MÈDICO DO OESTE PAULISTA, 1985, São José do Rio Preto. Anais de Congresso do IX Congresso Médico do Oeste Paulista. 1985.

IANNETTA, Odilon. Estudo das Queixas Clínicas Cardiovasculares, dos Níveis Pressóricos e do ECG em 108 Pacientes no Climatério. In: I JORNADA MATO-GROSSENSE DE GINECOLOGIA E OBSTETRÍCIA, 1985, Anais de Congresso da I Jornada Mato-Grossense de Ginecologia e Obstetrícia. 1985.

IANNETTA, Odilon. Estudo das Queixas Clínicas Cardiovasculares, dos Níveis Pressóricos e do ECG em 108 Pacientes no Climatério. In: ESTUDO DAS QUEIXAS CLÍNICAS CARDIOVASCULARES, DOS NÍVEIS PRESSÓRICOS E DO ECG EM 108 PACIENTES NO CLIMATÉRIO, 1985, Cuiába /MS. Anais de Congresso do Estudo das Queixas Clínicas Cardiovasculares, dos Níveis Pressóricos e do ECG em 108 Pacientes no Climatério. 1985.

IANNETTA, Odilon. Estudo de Alguns Parâmetros para a Avaliação da Função Tireoidiana em 222 Pacientes do Climatério. In: INTERNACIONAL EPIDEMIOLOGICAL ASSOCIATION; LATIN AMERICAN REGIONAL SCIENTIFIC MEETING, 1985, Ribeirão Preto/SP. Anais de Congresso do Internacional Epidemiological Association; Latin American Regional Scientific Meeting. 1985.

IANNETTA, Odilon. Estudo de Alguns Parâmetros para a Avaliação da Função Tireoidiana em 222 Pacientes do Climatério. In: I JORNADA MATO-GROSSENSE DE GINECOLOGIA E OBSTETRÍCIA, 1985, Anais de Congresso da Jornada Mato-Grossense de Ginecologia e Obstetrícia. 1985.

IANNETTA, Odilon. Estudo do Sistema Cardiovascular, dos Níveis Pressóricos e do ECG em 108 Pacientes do Climatério. In: IX CONGRESSO MÉDICO DO OESTE-PAULISTA, 1985, São José do Rio Preto/SP. Anais de Congresso do IX Congresso Médico do Oeste-Paulista. 1985.

IANNETTA, Odilon. Estudo dos Sintomas Cardiovasculares dos Níveis de Pressão Arterial e do Eletrocardiograma em 108 Pacientes no Climatério. In: VII CONGRESSO BRASILEIRO DE GERIATRIA E GERONTOLOGIA, 1985, Anais de Congresso do VII Congresso Brasileiro de Geriatria e Gerontologia. 1985.

IANNETTA, Odilon. Estudo Duplo-Cego Avaliação de Uma Nova Medicação no Tratamento do Climatério. In: LATIN AMERICAN REGIONAL SCIENTIFIC MEETING IN RIBEIRÃO (OMS), 1985, Ribeirão Preto/SP. Anais de Congresso do Latim American Regional Scientific Meeting In Ribeirão (OMS). 1985.

IANNETTA, Odilon. Estudo Duplo-Cego com Veralipride, na Redução da Sintomatologia. In: IX CONGRESSO MÉDICO DO OESTE PAULISTA, 1985, São José do Rio Preto. Anais de Congresso do IX Congresso Médico do Oeste Paulista. 1985.

IANNETTA, Odilon. Estudo Duplo-Cego com Veralipride, na Redução da Sintomatologia Climatérica. In: I JORNADA MATO-GROSSENSE DE GINECOLOGIA

REFERÊNCIAS

E OBSTETRÍCIA, 1985, Anais de Congresso da I Jornada Mato-Grossense de Ginecologia e Obstetrícia. 1985.

IANNETTA, Odilon. Estudo Duplo-Cego com Veralipride, na Redução da Sintomatologia Climatérica. In: INTERNACIONAL EPIDEMIOLOGIAL ASSOCIATION, LATIN AMERICAN REGIONAL SCIENTIFIC MEETING RIBEIRÃO PRETO, 1985, Ribeirão Preto/SP. Anais de Congresso do Internacional Epidemiological Association, Latin American Regional Scientific Meeting Ribeirão Preto. 1985.

IANNETTA, Odilon. Estudo Duplo-Cego com Veralipride, na Redução da Sintomatologia Climatérica. In: III CONGRESSO BRASILEIRO DE GINECOLOGIA E OBSTETRÍCIA DO BRASIL CENTRAL, 1985, Cuiabá/MS. Anais de Congresso di III Congresso Brasileiro de Ginecologia e Obstetrícia do Brasil Central. 1985.

IANNETTA, Odilon. Estudo Oftalmológico em 85 Pacientes nos Diferentes Grupos Biológicos do Climatério. In: LATIN AMERICAN REGIONAL SCIENTIFIC MEETING IN RIBEIRÃO PRETO (OMS), 1985, Ribeirão Preto/SP. Anais de Congresso Latim American Regional Scientific Meeting in Ribeirão Preto (OMS). 1985.

IANNETTA, Odilon. Estudo Oftalmológico em 85 Pacientes do Climatério. In: III CONGRESSO BRASILEIRO DE GINECOLOGIA E OBSTETRÍCIA DO BRASIL CENTRAL, 1985, Cuiabá/MS. Anais de Congresso do III Congresso Brasileiro de Ginecologia e Obstetrícia do Brasil Central. 1985.

IANNETTA, Odilon. Estudo Oftalmológico em 85 Pacientes nos Diferentes Grupos Biológicos do Climatério. In: I JORNADA MATO-GROSSENSE DE GINECOLOGIA E OBSTETRÍCIA, 1985, Anais de Congresso da I Jornada Mato-Grossense de Ginecologia e Obstetrícia. 1985.

IANNETTA, Odilon. Estudo Oftalmológico em 85 Pacientes nos Diferentes Grupos Biológicos do Climatério. In: INTERNACIONAL EPIDEMIOLOGICAL ASSOCIATION; LATIN AMERICAN REGIONAL SCIENTIFIC MEETING, 1985, Ribeirão Preto/SP. Anais de Congresso do Internacional Epidemiological Association; Latin American Regional Scientific Meeting. 1985.

IANNETTA, Odilon. Estudo Otorrinolaringológico em 60 Pacientes do Climatério. In: LATIN AMERICAN REGIONAL SCIENTIFIC MEETING, 1985, Ribeirão Preto. Anais de Congresso do Latin American Regional Scientific Meeting in Ribeirão Preto. 1985.

IANNETTA, Odilon. Influência da Força Mental Materna no Bem Estar Fetal Intra-Útero. In: I CONGRESSO INTERNACIONAL DE TERAPIA ALTERNATIVA, 1985, São Paulo/SP. Anais de Congresso do I Congresso Internacional de Terapia Alternativa. 1985.

IANNETTA, Odilon. Meningomielocele Diagnóstica Intra-Útero. Relato de 1 Caso. In: I JORNADA MATO-GROSSENSE DE GINECOLOGIA E OBSTETRÍCIA, 1985, Anais de Congresso da I Jornada Mato-Grossense de Ginecologia e Obstetrícia. 1985.

IANNETTA, Odilon. Meningomiocele Diagnóstica Intra-Útero. In: III CONGRESSO BRASILEIRO DE GINECOLOGIA E OBSTETRÍCIA DO BRASIL CENTRAL, 1985,

Cuiabá/MS. Anais de Congresso do III Congresso Brasileiro de Ginecologia e Obstetrícia do Brasil Central. 1985.

IANNETTA, Odilon. Modulação do Sistema Nervoso Autônomo do Concepto Intra-Útero. In: 1º INTERNACIONAL CONFERENCE ON THE MIND MATTER INTERATION, 1985, São Paulo/SP. Anais de Congresso da 1º Internacional Conference on the Mind Matter Interation. 1985.

IANNETTA, Odilon. Ritmo Alpha: Influência Mental-Materna e o bem Estar Intrauterino. In: I JORNADA MATO-GROSSENSE DE GINECOLOGIA E OBSTETRÍCIA, 1985, Cuiabá/MS. Anais do Congresso da I Jornada Mato-Grossense de Ginecologia e Obstetrícia. 1985.

IANNETTA, Odilon. Ritmo Alpha: Influência sobre o Bem Estar Fetal Intrauterino. In: III CONGRESSO DE GINECOLOGIA E OBSTETRÍCIA DO BRASIL CENTRAL, 1985, Cuiabá/MS. Anais do Congresso do III Congresso de Ginecologia e Obstetrícia do Brasil Central. 1985.

IANNETTA, Odilon. Estudo do Aparelho Arteroarticular no Climatério. In: II CONGRESSO DE PSICOGERIATRIA, 1986, Fortaleza/CE. Anais de Congresso do II Congresso de Psicogeriatria. 1986.

IANNETTA, Odilon. Estudo Oftalmológico em 85 Pacientes do Climatério. In: I CONGRESSO ÍBERO-LATINO-AMERICANO, 1986, São Paulo/SP. Anais de Congresso do I Congresso Íbero-Latino-Americano. 1986.

IANNETTA, Odilon. Importância do Bloqueio da Ansiedade Materna e seus Efeitos sobre alguns Parâmetros Obstétricos e Pediátricos. 24 Casos. In: X CONGRESSO BRASILEIRO DE PERINTOLOGIA BRASILEIRO, 1986, Anais de Congresso do X Congresso Brasileiro de Perintologia Brasileiro. 1986.

IANNETTA, Odilon. Distúrbios Cócleo-Vestibulares no Climatério. In: 28º JORNADA BRASILEIRA DE GINECOLOGIA E OBSTETRÍCIA, 1987, Paraná. Anais de Congresso da 28º Jornada Brasileira de Ginecologia e Obstetrícia. 1987.

IANNETTA, Odilon. Função Vestibular no Climatério. Prova Calórica. In: 28º JORNADA BRASILEIRA DE GINECOLOGIA E OBSTETRÍCIA, 1987, Paraná/PR. Anais de Congresso da 28º Jornada Brasileira de Ginecologia e Obstetrícia. 1987.

IANNETTA, Odilon. Epidemiologia e Aspectos Clínicos do Climatério. In: II CONGRESSO DE GINECOLOGIA DO BRASIL CENTRAL, 1988, Anais de Congresso do II Congresso de Ginecologia do Brasil Central. 1988.

IANNETTA, Odilon. Indução da Ovulação. In: II CONGRESSO DE GINECOLOGIA DO BRASIL CENTRAL, 1988, Anais de Congresso do II Congresso de Ginecologia do Brasil Central. 1988.

IANNETTA, Odilon. Dor Abdominal. In: XV CONGRESSO BRASILEIRO DE GINECOLOGIA E OBSTETRÍCIA, 1989, Anais de Congresso do XV Congresso Brasileiro de Ginecologia e Obstetrícia. 1989.

REFERÊNCIAS

IANNETTA, Odilon. Ginecologia e Obstetrícia Psicossomática. In: XV CONGRESSO BRASILEIRO DE GINECOLOGIA E OBSTETRÍCIA, 1989, Anais de Congresso do XV Congresso Brasileiro de Ginecologia e Obstetrícia. 1989.

IANNETTA, Odilon. Síndrome do Climatério. In: I CONGRESSO MÉDICO DE CAMPINAS, 1989, Campinas. Anais de Congresso do I Congresso Médico de Campinas. 1989.

IANNETTA, Odilon. Alterações Cócleo-Vestibulares no Climatério. In: XXX CONGRESSO DE OTORRINOLARINGOLOGIA, 1990, Anais de Congresso do XXX Congresso de Otorrinolaringologia. 1990.

IANNETTA, Odilon. Avaliação Nutricional no Climatério Feminino. In: II CONGRESSO DA SOCIEDADE DE ALIMENTAÇÃO E NUTRIÇÃO, 1993, Salvador/BA. Anais de Congresso do II Congresso da Sociedade de Alimentação e Nutrição. 1990.

IANNETTA, Odilon. Audiometria no Climatério. In: XXX CONGRESSO DE OTORRINOLARINGOLOGIA, 1990, Anais de Congresso do XXX Congresso de Otorrinolaringologia. 1990.

IANNETTA, Odilon. Curetagem Uterina Fracionada: Correlação Clínico-Patológica. In: 45º CONGRESSO BRASILEIRO DE GINECOLOGIA E OBSTETRÍCIA, 1993, Salvador/BA. Anais de Congresso do 45º Congresso Brasileiro de Ginecologia e Obstetrícia. 1993.

IANNETTA, Odilon. Inquérito sobre Sexualidade no Climatério. In: 45º CONGRESSO BRASILEIRO DE GINECOLOGIA E OBSTETRÍCIA, 1993, Salvador/BA. Anais de Congresso do 45º Congresso Brasileiro de Ginecologia e Obstetrícia. 1993.

IANNETTA, Odilon. Investigação Audiométrica no Climatério. In: 45º CONGRESSO BRASILEIRO DE GINECOLOGIA E OBSTETRÍCIA, 1993, Salvador/BA. Anais de Congresso do 45º Congresso Brasileiro de Ginecologia e Obstetrícia. 1993.

IANNETTA, Odilon. Volume Uterino e Espessura Endometrial X Curetagem Fracionada. In: 45º CONGRESSO BRASILEIRO DE GINECOLOGIA E OBSTETRÍCIA, 1993, Salvador/BA. Anais de Congresso do 45º Congresso Brasileiro de Ginecologia e Obstetrícia. 1993.

ARTIGOS COMPLETOS PUBLICADOS EM PERIÓDICOS EM CONJUNTO COM OUTROS AUTORES

IANNETTA, O.; CALDERÓN, C. F. E. Contribuição ao Estudo das Causas de Amenorréia. Medicina, Revista do CARL e do HCFMRP-USP, p. 115-9, 1974.

MEIRELLES, R. S.; SÁ, M. F. S. de; SIMÃO, C. et al. A Pelvipneumografia como Método Complementar do Diagnóstico de Afecções Ginecológicas. Obstetricia y Ginecología Latino-Americanas, v. 34, p. 3-9, 1976.

IANNETTA, O.; CUNHA; S. P. da; MARTINEZ, A F. Novo Método para Diagnóstico de Bolsa Rota. Revista Brasileira de Ginecologia e Obstetrícia, v. 133, p. 375-80, 1976.

SÁ, M. F. S. de; MEIRELLES, R. S.; COUTO FILHO, J. O. et al. Aspectos Clínicos e Laboratoriais na Síndrome de Turner. Jornal Brasileiro de Ginecologia, v. 84, p. 265-70, 1977.

MAUAD FILHO, F.; RUFFINO NETTO, A.; MATHEUS, M. et al. Critérios de Clasificación del Sufrimiento Fetal. Correlación entre el Índice de Apgar Y el PH de La Sangre Venosa Fetal. Revista Española de Obstetricia y Ginecología, v. 34 n. 3, p. 137-41, 1977.

MAUAD FILHO, F.; RODRIGUES, R.; IANNETTA, O. et al. Monitorização da Frequência Cardíaca Fetal no Período Ante-Parto. Revista Española de Obstetricia y Ginecología, v. 84, n.6, p. 299-305, 1977.

IANNETTA, O.; CUNHA, S. P. da; BAILÃO, L. A. et al. Prognóstico Radiológico do Peso Fetal Intrauterino. Revista da Associação Médica Brasileira, v. 24, n. 6, p.189-90, 1978.

MAUD FILHO, F.; CARVALHO, R. L.; GONÇANLVEZ, A. L. et al. Anomalia Cardíaca Congênita. Diagnóstico Intrauterino relato de um caso. Revista Brasileira de Ginecologia e Obstetrícia, v. 3, p. 75-8, 1979.

MAUAD FILHO, F.; COSTA, M. W. S.; CARVALHO, R. L. et al. Correlação entre o nível da linha de base da frequência cardíaca fetal com o Índice de Apgar. Jornal Brasileiro de Ginecologia, v. 87, p. 3-8, 1979.

IANNETTA, O.; OLIVEIRA, J. Histochemical Study of 17 Hidroxisteroid-Dehydrogenase Activity in the Rat Ovary. Cellular and Molecular Biology, v. 91, p. 181-5, 1979.

SÁ, M. F. S. de; RODRIGUES, R.; IANNETTA, O. et al. Observação Preliminar dos Efeitos de uma Nova Associação Estrógeno-Progestágeno Empregada em Pacientes Portadoras de Dismenororeia Primária e Tensão Pré-Menstrual. Rev Bras Med, v. 36, n. 11, p. 172-9, 1979.

IANNETTA, O.; SÁ, M. F. S. de; RODRIGUES, R. et al. Correlação entre os Achados Clínicos, Anatomopatológicos e Genéticos em 20 Casos de Síndrome de Turner, Submetidos à Ablação da Gônada Disgenética. Jornal Brasileiro de Ginecologia, v. 90, n.4, p. 189-91, 1980.

IANNETTA, O. A New Simple Test for Detecting Rupture of the Fetal Membranes. Obstetrics & Gynecology, v. 63, n. 4, p. 575-7, 1984.

IANNETTA, O.; OLIVEIRA, J. A. M. Estudio Histoquímico de la G6P-D, A-D II, 3 ST-D en el

Ovário Micropoliquístico Experimental de Ratas Wistar. Revista Española de Obstetricia y Ginecología, 1984.

IANNETTA, O.; OLIVEIRA, J. A. M. Histoquímica do Ovário. Estudo das Técnicas Histoquímicas para Demonstração da 3 Beta ST-D. Jornal Brasileiro de Ginecologia, v. 94, n. 8, p. 333-5, 1984.

REFERÊNCIAS

IANNETTA, O.; OLIVEIRA, J. A. M. Histoquímica do Ovário. Histoenzimologia da A-DII e 3 Beta ST-D no Ovário Humano. Jornal Brasileiro de Ginecologia, v. 94, n. 9, p. 371-2, 1984.

IANNETTA, O.; STPHANECK, M. H. D.; OLIVEIRA, J. A. M. et al. Síndrome de Turner e Gonadoblastoma. Revista Brasileira de Ginecologia e Obstetrícia, v. 6, n. 5, p. 201-3, 1984.

IANNETTA, O.; RODRIGUES, M. L. V. A Importância para a Prevenção da Cegueira, da Avaliação Oftalmológica em Diferentes Fases do Climatério. Arquivos Brasileiros de Oftalmologia, v. 48, n. 3, p. 99-100, 1985.

IANNETTA, O. A New Simple Test for Detecting Rupture of the Fetal Membranes. Year Book of Family Practice, v. 13, p. 469-70, 1985.

IANNETTA, O.; COLAFÊMINA, J. F.; URBANETZ, A. A. et al. Alterações Auditivas no Climatério com Estudo em 60 Pacientes. Jornal Brasileiro de Ginecologia, v. 95, n. 8, p. 343-5, 1985.

IANNETTA, O. Como Tratar Jovens Portadoras da Síndrome dos Ovários Micropolicísticos com Ciclos Anovulatórios. Resultados Preliminares. Revista Brasileira de Ginecologia e Obstetrícia, v. 7, p. 181-3, 1985.

IANNETTA, O.; OLIVEIRA, J. A. M. Estudio Crítico de las Técnicas Histoquímicas para la Demonstración de Algumas Enzimas de la Esteoidogênesis. Revista Española de Obstetricia y Ginecología, v. 43, p. 552-8, 1985.

MARIN NETO, J. A.; SCHIAVONNE, R. H. IANNETTA, O. et al. Estudio de los Sintomas Cardiovasculares de los Niveles de Presión Arterial Y del Eletrocardiograma em 108 Pacientes del Climatério. Revista Española de Obstetricia y Ginecología, v. 44, p. 653-60, 1985.

IANNETTA, O.; URBANETZ, A. A.; SCHIVONNI, R. H. Estudo de Alguns Parâmetros para Avaliação da Função Tireoideana em 222 Pacientes do Climatério. Jornal Brasileiro de Ginecologia, v. 95, n. 11, p. 525-7, 1985.

IANNETTA, O.; URBANETZ, A. A. Estudo Duplo-Cego para Avaliação de uma Nova Medicação na Redução da Sintomatologia Climatérica. Revista Brasileira de Ginecologia e Obstetrícia, v. 4, p. 178-80, 1985.

IANNETTA, O.; PINHEIRO, L. Histoquímica da Placenta, das Membranas e do Cordão Umbilical. Rev Med HGH (INAMPS), v. 2, n. 2, p. 43-6, 1985.

IANNETTA, O.; OLIVEIRA, J. A. M; SÁ, M. F. S. de et al. Histoquímica do Ovário. Histoenzimologia do Ciclo de Krebs e da Fosforilação Oxidativa no Ovário Humano. Revista Brasileira de Ginecologia e Obstetrícia, v. 1, p. 40-3, 1985.

IANNETTA, O. Influência da Força Mental Materna sobre o Bem-Estar Fetal Intra--Útero. Relato de um Caso. Revista Brasileira de Ginecologia e Obstetrícia, v. 98, n. 11, p. 509-11, 1985.

IANNETTA, O.; URBANETZ, A. A. Meningomielocele: Diagnóstico Intra-Útero. Relato de um Caso. Revista Brasileira de Ginecologia e Obstetrícia, v. 98, n. 11, p. 509-11, 1985.

IANNETTA, O.; URBANETZ, A. A.; SILVA, J. A. F. Osteoporose. Atualização. Femina, 1985.

IANNETTA, O. Stress Sim, com Dois Esses Não. Femina, v. 13, n. 5, p. 395-97, 1985.

IANNETTA, O. Contribuição à Síndrome dos Ovários Micropolicísticos. Reprodução, v. 1, p. 37-49, 1986.

IANNETTA, O.; RODRIGUES, M. L. V.; URBANETZ, A. A. et al. Estudo Oftalmológico em 85 Pacientes nos

Diferentes Grupos Biológicos do Climatério. Jornal Brasileiro de Ginecologia, v. 3, p. 287-94, 1986.

IANNETTA, O.; OLIVEIRA, J. A. M. Experimental Micropolistic Ovarian Disease. I. Measurement of Body Weight and Histochemical Acitivy of 17-Hidroxyxteroid Dehydrogenase. Brazilian Journal of Medical and Biological Research, v. 19, p. 287-94, 1986.

IANNETTA. O.; OLIVEIRA, J. A. M. The Experimental Micropolistic Ovarian Disease. 1º Measurement of Body Weight ans Histochemical Activity of 17 -Hidroxysteroid Dehydrogenase. Brazilian Journal of Medical and Biological Research, v. 19, p. 287-94, 1986.

IANNETTA, O. Importância do Bloqueio da Ansiedade Materna e seu Efeito sobre Alguns Parâmetros Obstétricos e Pediátricos. Anais do X Congresso Brasileiro de Perinatologia, v. 77, 1986.

IANNETTA, O.; J. A. M. Interpretação da Função Celular Ovariana Através de Histoenzimologia. Reprodução, v. 1, p. 50-85, 1986.

IANNETTA, O.; FREITAS JR, A. H.; CHARAFEDDINE, M. N. et al. Teste da Progesterona em 112 Pacientes dos Diferentes Grupos Biológicos do Climatério. Brazilian Journal of Medical and Biological Research, v. 19, p. 287-94, 1990.

IANNETTA, O.; PEREZ, A. I. C.; FEN, L. F. et al. Avaliação Antropométrica no Climatério Feminino. JBGO, v. 13, n. 4, p. 168-71, 1991.

IANNETTA, O.; FERREIRA, H. J.; COLAFÊMINA, J. F. Investigação da Audiometria no Climatério. RBM, v. 5, p. 230-4, 1992.

IANNETTA, O.; DUARTE, M.; RAMOS, E. et al. Ulrich-Turner Syndrome, Chromossome Mosaicism and Prophylactic Gonadectomy. Revista Brasileira de Genética, v. 15, n. 1, p. 161-7, 1992.

IANNETTA, O.; SAKAI, J T. Distúrbios Psicológicos e Psiquiátricos no Climatério. Ginecologia Atual, v. 6, p. 101-6, 1993.

IANNETTA,IANNETTA, O.; HALBE, H. W. Estudo Aberto, não Comparativo, da Segurança e Eficácia de Dose Única Oral de Fluconazol 150mg no tratamento de Pacientes com Candidíase Vaginal. Estudo Multicêntrico Brasileiro. RBM, 1993.

IANNETTA, O. Hormonioterapia no Climatério. Boletim da SOGESP, v. 17, n. 3, p .11-2, 1993.

REFERÊNCIAS

IANNETTA, O.; CASTRO, R. M. F.; CASTRO, P. S. A. et al. Osteoporose - Uma Enfermidade Ginecológica. Ginecologia Atual, v. 4, p. 149-53, 1993.

IANNETTA, O. Resposta Fetal ao estado Alterado de Consciência Materna (Estado Alfa). Boletim ABREP, v. 3, p. 4-6, 1995.

IANNETTA, O. Alterações Neuroendócrinas no Climatério. Ginecologia Atual, v. 6, 1996.

IANNETTA, O. Associação valerato de estradiol/acetato de ciproterona na terapia de reposição hormonal: experiência clínica brasileira: dados preliminares. Ginecologia Atual, 1996.

IANNETTA, O. Ensaio sobre a Psicodinâmica das Ondas de Calor. Ginecologia Atual, v. 6, 1996.

IANNETTA, O.; RODRIGUES, C. Inquérito sobre a Sexualidade da Mulher no Climatério. Brincadeiras na Infância. Ginecologia Atual, v.5, n.4, 1996.

IANNETTA, O. Mitos e Crendices no Catamênio em 29 Índias Guaranis. Ginecologia Atual, v. 6, 1996.

IANNETTA, O.; ROMÃO, E. Perfil Epidemiológico, Análise Clínica e Propedêutica do Aparelho Ocular em 155 Pacientes do Climatério. Ginecologia Atual, v. 6, 1996.

IANNETTA, O. Psicossomática em Esterilidade. Relato de um Caso. Revista Brasileira de Médica Psicossomática, v. 4, p. 111-3, 1997.

IANNETTA, O. Terapias Alternativas Não-hormonais no Climatério. Ginecologia Atual, v. 5, p. 31-8, 1997.

IANNETTA, O.; NOVAIS, D. A.; MARTINS, D. Determinação do Coeficiente de Variação do DBM SONIC 1200 e para o Estudo da Perda de Osso Trabecular no Climatério. Ginecologia Atual, v. 9, p. 61-2, 1998.

IANNETTA, O. Inquérito sobre a Sexualidade de Mulher no Climatério II: Masturbação. Ginecologia Atual, v. 1, n. 2, p. 8-9, 1998.

IANNETTA, O.; SILVA, S. S. Climatério: Pele e Anexos. Ginecologia Atual, v. 6, p. 37-42, 1999.

IANNETTA, O.; NOVAIS, D. A.; MARTINS, D. Nova Metodologia para Screening e Controle a Curto Prazo da Perda de Massa Óssea Trabecular no Climatério. Ginecologia Atual, v. 6, p. 37-42, 1999.

AIESKA, G.; IANNETTA, O. Correlação entre os Tipos de Esfregaços Vaginais e os Níveis de

Estradiol Plasmático em 127 Pacientes do Climatério. Ginecologia Atual, v. 5, 2001.

IANNETTA, O. Nova Metodologia para Diagnóstico da Osteoporose da Infância a Senilidade. Jornal da Sobrac, v. 8, n. 2, p. 8-9, 2001.

IANNETTA, O. Osteossonometria & osteossonografia. Uma associação mais segura. Boletim Sobrac, v. 8, p. 7-8, 2001.

IANNETTA, O.; FERREIRA, R. A. Osteossonografia & osteossonometria da metáfise óssea em falanges de 32 adolescentes. Metodologia para avaliação da qualidade óssea. Estudo piloto. Reprodução & Climatério, v. 18, p. 9-14, 2003.

IANNETTA, O. Qualidade óssea - parâmetro de rastreamento da qualidade de vida durante o climatério. Coluna/Columna, v. 3, n. 1, p. 49-52, 2004.

IANNETTA, O. Qualidade óssea: parâmetro biológico para avaliação do risco de osteoporose e fratura desde o menacme. Femina, 2005.

IANNETTA, O. Análise das Propriedades Mecânicas Ósseas através do Perfil Biofísico Ósseo no Hiperparatireoidismo. Femina, 2006.

IANNETTA, O.; AGUIAR, F. Estudo da microarquitetura óssea através da técnica de Osteossonografia & Osteossonometria. Femina, 2005.

COMO EDITOR DA REVISTA SAÚDE RIBEIRÃO SHOPPING (2002-2005); REDATOR DOS TEMAS

IANNETTA, O. A psicologia do envelhecimento. 2002, n. 65, p. 36.

IANNETTA, O. Prevenção do câncer. 2002, n. 66, p. 10.

IANNETTA, O. Em forma com os conhecimentos científicos. 2002, n. 67, p. 30.

IANNETTA, O. Coma primeiro com os olhos. 2002, n. 68, p. 16.

IANNETTA, O. Casa e o nosso futuro. 2002, n. 69, p. 18.

IANNETTA, O. O poder dos hormônios femininos. 2002, n. 70, p. 14.

IANNETTA, O. Só tenho 40, ainda estou vivo! 2002, n. 71, p. 14.

IANNETTA, O. Pinte melhor o seu mundo! 2002, n. 72, p. 14.

IANNETTA, O. A saúde está doente. 2002, n. 73, p. 50.

IANNETTA, O. Para não esquecer. 2002, n. 74, p. 52.

IANNETTA, O. Esperança na velhice. 2002, n. 75, p. 60.

IANNETTA, O. Atenção aos sinais do corpo. 2003, n. 77, p. 44.

IANNETTA, O. Gestos de equilíbrio. 2002, n. 78, p. 44.

IANNETTA, O. Estimular é preciso. 2003, n. 79, p. 46.

IANNETTA, O. A todas as mulheres de nossas vidas! 2003, n. 80, p. 46.

IANNETTA, O. Não detone o seu ninho. 2003, n. 81, p. 48.

IANNETTA, O. Pai eu te amo, cuide-se! 2003, n. 82, p. 44.

IANNETTA, O. Você é um produto da sua imaginação. 2003, n. 83, p. 46.

IANNETTA, O. Os parceiros precisam saber. 2003, n. 84, p. 44.

IANNETTA, O. Indiferença jamais! 2003, n. 85, p. 48.

IANNETTA, O. Nada ocorre ao acaso. 2003, n. 86, p. 50.

IANNETTA, O. O maior presente da vida. 2003, n. 87, p. 52.

REFERÊNCIAS

IANNETTA, O. Eternos conflitos. 2004, n. 88, p. 38.

IANNETTA, O. Crie prazer em tudo. 2004, n. 89, p. 40.

IANNETTA, O. Parem de matar-me aos poucos! 2004, n. 90, p. 38.

IANNETTA, O. Que dor de cabeça! 2004, n. 91, p. 42.

IANNETTA, O. Mamãe querida! 2004, n. 92, p. 48.

IANNETTA, O. Como é bom saber esperar. 2004, n. 93, p. 48.

IANNETTA, O. Não sinta vergonha de mim. 2004, n. 94, p. 42.

IANNETTA, O. Fique atento com a diversão. 2004, n. 95, p. 46.

IANNETTA, O. Compartilhar sempre. 2004, n. 96, p. 46.

IANNETTA, O. Os aplausos que você merece. 2004, n. 97, p. 60.

IANNETTA, O. Cuide fora e dentro. 2004, n. 98, p. 66.

IANNETTA, O. Comemore 2005 diferente. 2004, n. 98, p. 78.

IANNETTA, O. Quem é o verdadeiro índio! 2005, n. 100, p. 50.

IANNETTA, O. Benditos cuidadores. 2005, n. 101, p. 42.

IANNETTA, O. Respeite os limites. 2005, n. 102, p. 46.

IANNETTA, O. O velho feliz. 2005, n. 103, p. 48.

IANNETTA, O. Respeite a sua personalidade. 2005, n. 104, p. 54.

COMO EDITOR DA COLUNA "TIRANDO AS DÚVIDAS", REVISTA RIBEIRÃO SHOPPING (2002-2007)

1) OS HORMÔNIOS DERIVADOS DOS FITOESTROGÊNIOS SUBSTITUEM COMPLETAMENTE OS HORMÔNIOS FEMININOS?

2) QUAIS SÃO OS SINTOMAS MAIS FREQUENTES NO CLIMATÉRIO FEMININO?

3) ESTOU COM 45 ANOS E ÀS VEZES TENHO A SENSAÇÃO DE TER ONDAS DE CALOR. DEVO COMEÇAR A REPOSIÇÃO HORMONAL?

4) HÁ VANTAGEM DOS IMPLANTES HORMONAIS FEMININOS EM RELAÇÃO AOS OUTROS TIPOS DE VIAS UTILIZADAS?

5) É POSSÍVEL AVALIAR SE AS PACIENTES ESTÃO NA MENOPAUSA AVALIANDO APENAS OS SINTOMAS CLÍNICOS?

6) O QUE REALIZAR PARA SE TER UMA MELHOR QUALIDADE DE VIDA APÓS A DATA DA MENOPAUSA?

7) ESTOU COM 55 ANOS E PAREI DE MENSTRUAR HÁ 6 ANOS. QUERO SABER QUANDO AS ONDAS DE CALOR VÃO ACABAR?

8) FAÇO REPOSIÇÃO HORMONAL HÁ 19 ANOS E POR MINHA CONTA PAREI DE TOMAR NOS ÚLTIMOS 5 MESES. NESSE PERÍODO GANHEI 10 KG, FOI POR TER PARADO COM O HORMÔNIO?

9) TENHO GRANDE PREOCUPAÇÃO COM A PRÓSTATA, DO MEU MARIDO, SÓ O EXAME DO

PSA BASTA?

10) QUAL É O INTERVALO IDEAL PARA REALIZAR O CHECK-UP APÓS OS 50 ANOS?

11) PORQUE É NECESSÁRIO REALIZAR AS AVALIAÇÕES POR MEIO DE VÁRIOS EXAMES?

12) AS MULHERES REALMENTE NECESSITAM INGERIR CÁLCIO DIARIAMENTE?

13) O USO CRÔNICO DE SUBSTÂNCIAS PARA DISFUNÇÃO ERÉCTIL PODE TRAZER PROBLEMAS?

14) OS CONHECIMENTOS TÉCNICO-CIENTÍFICOS ALIADOS A ATUAL PERCEPÇÃO HUMANA PERMITEM CONCLUIR QUE O ESTADO DO BEM-ESTAR SOMENTE É ATINGIDO COM O AVAN-ÇAR DA IDADE?

15) ESTOU NO PERÍODO DO CLIMATÉRIO E O MÉDICO FEZ DIAGNÓSTICO DE SÍNDROME DE HASHIMOTO. EXISTE RELAÇÃO ENTRE ESSAS DUAS CONDIÇÕES?

16) É VERDADE QUE O HORMÔNIO FEMININO CAUSA CÂNCER NA MAMA?

17) APÓS A DATA DA MENOPAUSA HÁ INTERFERÊNCIA NA SEXUALIDADE FEMININA?

18) APÓS O USO DE HORMÔNIOS, PASSEI A TER PRESSÃO ALTA. ISSO É UMA COINCIDÊNCIA OU CONSEQUÊNCIA?

19) QUEM TOMA HORMÔNIO POR MUITO TEMPO AUMENTA A CHANCE DE TER CÂNCER?

20) ATÉ QUE IDADE POSSO FAZER A REPOSIÇÃO HORMONAL?

21) O QUE PODEMOS FAZER PARA EVITAR A INFECÇÃO URINÁRIA?

22) QUAL A IMPORTÂNCIA DA FISIOTERAPIA NO PERÍODO DO CLIMATÉRIO (40-65 ANOS)?

23) A REPOSIÇÃO HORMNAL É A CAUSA DO CÂNCER DE MAMA?

24) AS ALTERAÇÕES HORMONAIS QUE OCORREM NO CLIMATÉRIO ESTÃO RELACIONADAS COM A DEPRESSÃO?

25) A QUEDA DO HORMÔNIO FEMININO NO CLIMATÉRIO, OCASIONA ALTERAÇÕES NO CABELO E NA PELE?

26) O QUE É O COLÁGENO, AONDE SE LOCALIZA E QUAL A SUA FUNÇÃO?

27) O USO INADEQUADO DOS HORMÔNIOS CAUSA CÂNCER?

28) POR QUE PRECISEI MUDAR DE SETE TIPOS DE HORMÔNIOS PARA SÓ ENTÃO DESAPARE-CEREM AS ONDAS DE CALOR?

29) HÁ QUATRO ANOS FAÇO TODAS AS ROTINAS DO CLIMATÉRIO E USO HORMÔNIO FEMI-NINO. COM TODOS ESSES CUIDADOS AINDA CORRO RISCO DE TER ALGUMA DOENÇA?

30) ESTOU ACIMA DE 65 ANOS E CAMINHO DIARIAMENTE. PRECISO AINDA FAZER EXER-CÍCIOS FISIOTERÁPICOS?

31) INGERI POR 30 ANOS REMÉDIO PARA DEPRESSÃO. APÓS TRÊS MESES USANDO HORMÔNIOS CONSEGUI SUSPENDÊ-LO. QUAL É A EXPLICAÇÃO PARA ESSE FATO?

32) É POSSÍVEL ENGRAVIDAR SENDO PORTADORA DE OVÁRIOS POLICÍSTICOS?

33) POR QUE TANTO DESEQUILÍBRIO, ANSIEDADE E DEPRESSÃO EM TORNO DOS 49 ANOS?

34) ALTERAÇÃO DA GLÂNDULA TIREÓIDE PODE CAUSAR DORES ARTICULARES?

35) QUANDO É CONTRA-INDICADA A REPOSIÇÃO HORMONAL E QUAIS SÃO AS CONSEQUÊNCIAS?

36) O MIOMA QUE SURGE NO INÍCIO DO CLIMATÉRIO É BENIGNO OU MALIGNO?

37) A OSTEOPOROSE QUE POSSUO É DECORRENTE DA QUEDA DOS HORMÔNIOS FEMININOS?

REFERÊNCIAS

38) QUAL A IMPORTÂNCIA DA PROLACTINA NO CICLO MENSTRUAL?

39) POR QUE AS MULHERES ACUMULAM GORDURA NO QUADRIL E OS HOMENS NÃO?

40) NO CASO DA DEPRESSÃO PROFUNDA, QUAL É A EFICÁCIA DA TÉCNICA PEDAGÓGICA QUE MODULA O SISTEMA NERVOSO AUTÔNOMO?

41) POR QUE AS DORES E O DESGASTE ÓSSEO SÃO TODOS DO MEU LADO DIREITO?

42) QUAIS OS ÓRGÃOS MAIS ACOMETIDOS PELA FALTA DO HORMÔNIO FEMININO NO PERÍODO DO CLIMATÉRIO?

43) É COMUM NO CLIMATÉRIO AUMENTAR A ANSIEDADE E A PROSTRAÇÃO?

44) O AMOR E O ÓDIO SE EXACERBAM NO PERÍODO DO DO CLIMATÉRIO. QUANDO DEVO INICIAR E QUANDO DEVO PARAR?

45) QUAIS SÃO OS BENEFÍCIOS E OS RISCOS DOS HORMÔNIOS PARA O APARELHO CARDIOCIRCULATÓRIO?

46) O QUE ACONTECE COM A ESTRUTURA DO OSSO NO PERÍODO DO CLIMATÉRIO?

47) QUAIS SÃO OS CUIDADOS NECESSÁRIOS PARA SE EVITAR ABORTOS?

48) QUAL A IMPORTÂNCIA DE AVALIAR O CORAÇÃO NO PERÍODO DO CLIMATÉRIO?

49) QUAL É O QUADRO CLÍNICO DAS MULHERES COM TPM?

50) POR QUE AO PASSAR DOS ANOS AS PESSOAS ADQUIREM ALERGIA AOS MEDICAMENTOS?

51) OS RECURSOS CIENTÍFICOS ATUAIS PODEM DETECTAR PRECISAMENTE QUANDO A MULHER ESTÁ ENTRANDO NO PERÍODO DO CLIMATÉRIO?

52) QUAIS AS DIFERENÇAS BÁSICAS ENTRE ANTICONCEPCIONAIS ORAIS, DIU E OS PRODUTOS INJETÁVEIS?

53) NA ATUALIDADE É POSSÍVEL SABER SE POSSUÍMOS OS GENES TRANSFERIDOS PELOS NOSSOS PARENTES?

TRABALHOS REFERENTES AO SISTEMA DBM-FALANGES (3ª e 4ª G), PUBLICADOS PELA UNICAMP; DEFESAS DE TESES NA UNICAMP E APROVADOS PELO COMITÊ DE ÉTICA.

CAMARGO, C. T. A. Comportamento alimentar, massa óssea e composição corporal em atletas de ginástica rítmica em relação à idade cronológica e maturação somática. Tese (Doutorado em Saúde da Criança e do Adolescente) – Pós-Graduação da Faculdade de Ciências Médicas da Universidade Estadual de Campinas, 2013.

CARVALHO, W. R. G.; GONÇALVES, E. M.; RIBEIRO, R. R. et al. Influência da composição corporal sobre a massa óssea em crianças e adolescentes. Revista da Associação Médica Brasileira, v. 57, p. 662-7, 2011.

DUARTE, S. B. L.; CARVALHO, W. R. G.; GONÇALVES, E. M. et al. Comparação preliminar entre ultrassonografia quantitativa de falanges e densitometria óssea na avaliação da massa óssea em adolescentes. Arquivos Brasileiros de Endocrinologia e Metabologia, v. 56, p. 19 24, 2012.

RIBEIRO, R. R.; GUERRA-JUNIOR, G.; BARROS-FILHO, A. A. Bone mass in school-children in Brazil: the effect of racial miscegenation, pubertal stage, and socioeconomic differences. Journal of Bone and Mineral Metabolism, v. 27, p. 494-501, 2009.

RIBEIRO, R. R.; SANTOS-RIBEIRO, K. D.; GUERRA-JUNIOR, G. et al. Comparison of bone quantity by ultrasound measurements of falanges between white and black children living in Paraná, Brazil, with Europeans. Brazilian Journal of Medical and Biological Research, v. 43, p. 976-81, 2010.

RIBEIRO, R. R.; SANTOS, K. D.; GUERRA-JUNIOR, G. Estado nutricional de escolares brancos e negros do sul do Brasil. Revista da Associação Médica Brasileira, v. 55, p. 121-6, 2009.

SANTOS, K. D.; RIBEIRO, R. R. R.; GUERRA-JUNIOR, G. et al. Bone quantity and quality of Brazilian female school children and adolescents. Journal of Bone and Mineral Metabolism, v. 27, p. 507-12, 2009.

SOUZA, M. B.; MARTINS-FILHO, J.; GUERRA-JUNIOR, G. Bone density gain at proximal phalanges in healthy males aged 18-25 years after 16 weeks of upper-arm muscle weight training. Journal of Sports Medicine and Physical Fitness, v. 47, p. 437-42, 2007.

CURVAS BRASILEIRAS DE CRIANÇA E ADOLESCENTES.

ÚNICO APARELHO NO MUNDO (Trabalho desenvolvido por 14 profissionais, coordenados pelo Prof. Dr. Gil Guerra Junior, UNICAMP)

GONÇALVES, E. M.; RIBEIRO, R. R.; CARVALHO, W. R. G. A. et al. Brazilian Pediatric Reference Data for Quantitative Ultrasound of Phalanges According to Gender, Age, Height and Weight. PLOS ONE, 2017.

TRABALHOS ORIENTADOS E PUBLICADOS PELO GRUPO CLIMATÉRIO/NUTRIÇÃO HCFMRP-USP, 1986-2006

AGUIAR, F. M.; FERREIRA, R. A.; IANNETTA, O. Análise das propriedades mecânicas ósseas através do perfil biofísico ósseo no hiperparatireoidismo. Femina, v. 33. p. 489-96, 2005.

Entrevista: reposição hormonal na berlinda. Revista Rede Câncer, p. 14-6, 2010.

REFERÊNCIAS

FERREIRA, R. A.; NOVAIS, D. A.; IANNETTA, O. A comparative study of two instruments for measuring the loss of bone mass: dual xray absormetry and DBM Sonic 1200E -second generation. In: WORLD CONGRESS ON HUMAN REPRODUTION, 1999, Salvador. Anais... Salvador: Monduzzi, 1999. p. 4-8.

GARCIA, D.; PINA-NETO, J. M.; IANNETTA, O. et al. Análise da microarquitetura óssea de uma família com osteogênese imperfecta, tipo I, por meio do perfil biofísico ósseo. XX Congresso Brasileiro de Genética Médica, Gramado, 2008.

GENTIL, R. S. J.; SUEN, MMV; IANNETTA, O et al. Importância do índice de massa corporal na avaliação da qualidade óssea em mulheres no climatério. XIV Congresso Latino-Americano de Nutrição (SLAN), Florianópolis, 2006.

IANNETTA, O. Estudo da qualidade e quantidade de massa óssea em portadoras de síndrome de Turner. Congresso SOGESP, 2000.

IANNETTA, O. Osteoporose: uma ex-enfermidade silenciosa. Tecmedd, 2006.

IANNETTA, O. Osteossonografia & osteossonometria: uma associação mais segura. Boletim SOBRAGE, 2001.

IANNETTA, O. Por que a osteoporose na síndrome de Turner apresenta baixa incidência de fratura. Congresso SOGESP, 2002.

IANNETTA, O. Primeira monografia sobre o tema: osteoporose e climatério. Distribuída no Congresso Mundial de Ginecologia, 1986.

IANNETTA, O. Qualidade óssea parâmetro de rastreamento da qualidade de vida durante o climatério. Coluna Columna, 2004.

IANNETTA, O.; FERREIRA, R. A. Osteossonografia & osteossonometria da metáfise óssea em falanges de 32 adolescentes. Metodologia para avaliação da qualidade óssea. Estudo piloto. Reprodução & Climatério, v. 18, p. 9-14, 2003.

IANNETTA, R.; FERREIRA, R. A.; IANNETTA, O. Análise da topologia óssea em 2140 pacientes no período do climatério. Predição do risco de fraturas osteoporóticas na senilidade. Revista Reprodução & Climatério, v. 23, n. 1, p. 26-31, 2008.

IANNETTA, O.; MOREIRA, M. V. Estudo da massa óssea "in vivo " e "in vitro " com sistema de dois comprimentos de onda (Dexa). 1989.

IANNETTA, O.; NOVAIS, D. A.; MARTINS, D. C. S. Determinação do coeficiente de variação do DBM SONIC 1200 e para o estudo da perda de osso trabecular no climatério. Ginecologia Atual, v. 9, p. 61-2, 1998.

IANNETTA, O.; NOVAIS, D. A.; MARTINS, D. C. S. Nova metodologia para screening e controle em curto prazo da perda de massa óssea trabecular no climatério. Ginecologia Atual, v. 6, p. 37-42, 1999.

IANNETTA, O.; URBANETZ, A. Osteoporose é uma enfermidade ginecológica? Ginecologia Atual, 1988.

IANNETTA, O. Atualizar é preciso! Estado atual da avaliação da massa óssea no climatério. Editorial da revista femina, jul. 2006.

IANNETTA, R.; FERREIRA, R. A.; IANNETTA, O. Rastreamento precoce da osteoporose em 8.987 pacientes no climatério através do parâmetro qualitativo (UBPI). Femina, v. 7, p. 461-8, 2006.

SANTOS, R. D. S.; SUEN, V. M. M.; IANNETTA, O. et al. Análise prospectiva da alimentação de mulheres climatéricas. XIV Congresso Latino-Americano de Nutrição (SLAN), Florianópolis, 2006.

ARTIGOS ACADÊMICOS PUBLICADOS: GRUPO DE ESTUDOS CLIMATÉRIO/NUTRIÇÃO

SANTOS, R. D. S.; SUEN, V. M. M.; IANNETTA, O. et al. Climacteric, active women ingesting their routine diet oxidize more carbohydrates than lipids. Climacteric, v. 11, n. 6, p. 454-60, 2008.

SANTOS, R. D. S.; FURTADO, E. C.; CARVALHO, F. G. D. et al. Climaterium, food intake and medicines. International Journal of Nutrology, 2011.

SANTOS, R. D. S.; SUEN, V. M. M.; IANNETTA, O. et al. Food intake and nutritional status analysis of a climacteric women's group from a Brazilian medical school hospital. International Journal of Nutrology, 2011.

SANTOS, R. D. S.; SUEN, V. M. M.; MARCHINI, J. S. et al. What is the best equation to estimate basal energy expenditure of climacteric women? Climacteric, v. 14, n. 1, p. 112-6, 2011.

SUEN, V. M. M.; BOMBIG, G. T.; ROSA, F. T. et al. Avaliação clínica retrospectiva de mulheres no período climatério: a importância da prevenção. Femina, v. 34, p. 607-12, 2006.

PRÊMIOS DE PÓS-GRADUANDO: ORIENTADOR

SANTOS, R. D. S.; CARVALHO, F. G. D.; IANNETTA, O. et al. Mulheres pós-menopausadas recebendo terapia hormonal oxidam mais lipídios. Melhor trabalho tema livre da área de Nutrição Clínica do Mega Evento de Nutrição 2010. Centro de Eventos Frei Caneca, São Paulo.

SANTOS, R. D. S.; SUEN, V. M. M., IANNETTA, O. et al. Avaliação do estado nutricional de mulheres climatéricas. Semifinalista do Prêmio Henri Nestlé de Nutrição 2008.

SANTOS, R. D. S.; SUEN, V. M. M.; IANNETTA, O. et al. Avaliação do estado nutricional e microarquitetura óssea de mulheres climatéricas atendidas em um ambulatório multidisciplinar. Edital Universal MCT/CNPq n. 15/2007.

SANTOS, R. D. S.; SUEN, V. M. M.; IANNETTA, O. et al. Climacteric, active women ingesting their routine diet oxidize more carbohydrates than lipids. Menção honrosa como melhor trabalho da área de Alimentos e Ciências dos Alimentos do III SIMPOSPq (Simpósio Internacional de Pós-Graduandos e Pesquisa da USP) 2008. Espaço Cultural USP, Ribeirão Preto.

PARTICIPAÇÃO EM EVENTOS CIENTÍFICOS, NO EXTERIOR

CALIXTO, N.; SUEN, V. M. M.; IANNETTA, R. et al. Bone quantity and quality in patients with premature ovarian failure in abstract. 21st Annual Meeting of the North American Menopause Society 2010. Chicago (US).

CARVALHO, A. L.; CARVALHO, F. G. D.; SANTOS, R. D. S. et al. Body fat, waist circumference and bone mineral density in postmenopausal women. The 2nd International Congress on Abdominal Obesity 2011. Hilton Hotel, Buenos Aires (AR).

CARVALHO, F. G. D.; SANTOS, R. D. S.; CARVALHO, A. L. et al. Quinoa intake and body composition, blood glucose and lipid profile of postmenopausal women. The 2nd International Congress on Abdominal Obesity 2011. Hilton Hotel, Buenos Aires (AR).

CARVALHO, F. G. D.; SANTOS, R. D. S.; CARVALHO, A. L. et al. Quinoa intake and oxidative stress markers in postmenopausal women. The 2nd International Congress on Abdominal Obesity 2011. Hilton Hotel, Buenos Aires (AR).

SANTOS, R. D. S.; FURTADO, E. C.; SUEN, V. M. M et al. Climacteric, food intake and medication. XV Congresso Latino-Americano de Nutrição (SLAN) 2009. Espaço Riesco, Santiago (CH).

Santos RDS, Suen VMM, Iannetta O, Marchini JS. How postmenopausal women´s energy metabolism respond to na acute lipid overload? 32nd Congress of Clinical Nutrition and Metabolism (ESPEN) 2010. Acropolis Center, Nice (FR).

Santos RDS, Suen VMM, Iannetta O, Marchini JS. Is Harris-Benedict still the best equation for estimating climacteric women´s basal energy expenditure? 32nd Congress of Clinical Nutrition and Metabolism (ESPEN) 2010. Acropolis Center, Nice (FR).

Calixto N, Suen VMM, Iannetta R, Navarro AM, Santos RDS, Lima TP, Iannetta O. Bone quantity and quality in patients with premature ovarian failure in abstract. 21st Annual Meeting of the North American Menopause Society 2010. Chicago (US).

Santos RDS, Suen VMM, Iannetta O, Marchini JS. After 90 years of use: Is Harris-Benedict still the best equation for estimate basal energy expenditure? XV

Congresso Latino Americano de Nutrição (SLAN) 2009. Espaço Riesco, Santiago (CH).

Santos RDS, Furtado EC, Suen VMM, Iannetta O, Marchini JS. Climacteric, food intake and medication. XV Congresso Latino Americano de Nutrição (SLAN) 2009. Espaço Riesco, Santiago (CH).

Santos RDS, Suen VMM, Iannetta O, Marchini JS. Food and substrate oxidation rate: is there relation in climacteric? XV Congresso Latino Americano de Nutrição (SLAN) 2009. Espaço Riesco, Santiago (CH).

PARTICIPAÇÃO EM EVENTOS CIENTÍFICOS, NO BRASIL

CARVALHO, F. G. D.; SANTOS, R. D. S.; LIMA, T. P. et al. Ingestão de cálcio e perfil ósseo de mulheres atendidas em um serviço ambulatorial de climatério. Mega Evento de Nutrição 2010. Centro de Convenções Frei Caneca, São Paulo (SP).

CARVALHO, F. G. D.; SANTOS, R. D. S.; OVÍDIO, P. P. et al. Efeito da ingestão de quinoa na composição corporal, glicemia e lipidograma em um grupo de mulheres pós-menopausadas. Mega Evento de Nutrição 2010. Centro de Convenções Frei Caneca, São Paulo (SP).

SANTOS, R. D. S.; CARVALHO, F. G. D.; LIMA, T. P. et al. Evolução da prevalência de doenças crônicas em mulheres climatéricas. Mega Evento de Nutrição 2010. Centro de Convenções Frei Caneca, São Paulo (SP).

SANTOS, R. D. S.; CARVALHO, F. G. D.; SUEN, V. M. M. et al. Mulheres pós-menopausadas recebendo terapia hormonal oxidam mais lipídios. Mega Evento de Nutrição 2010. Centro de Convenções Frei Caneca, São Paulo (SP).

SANTOS, R. D. S.; SUEN, V. M. M.; IANNETTA, O. et al. Análise prospectiva da alimentação de mulheres climatéricas. XIV Congresso Latino-Americano de Nutrição (SLAN) 2006. Florianópolis (SC).

SANTOS, R. D. S.; SUEN, V. M. M.; IANNETTA, O. et al. Avaliação do estado nutricional e análise da alimentação de mulheres climatéricas em um hospital universitário. 13º SIICUSP (Simpósio Internacional de Iniciação Científica da USP) 2005. Ribeirão Preto (SP).

SANTOS, R. D. S.; SUEN, V. M. M.; IANNETTA, O. et al. Climacteric physically active women receiving their routine diet oxidize more carbohydrates than lipids. III SIMPOSPq (Simpósio Internacional de Pós-graduação e Pesquisa-USP) 2008. Espaço cultural da USP, Ribeirão Preto (SP).

SANTOS, R. D. S.; SUEN, V. M. M.; IANNETTA, O. et al. Ingestão de cálcio, fósforo versus qualidade óssea em mulheres climatéricas. II Jornada de Nutrição e Metabolismo da USP 2007. Centro de Convenções, Ribeirão Preto (SP).

SANTOS, R. D. S.; SUEN, V. M. M.; IANNETTA, O. et al. Mulheres climatéricas ativas oxidam mais hidratos de carbono que lipídios. 15º SIICUSP (Simpósio Internacional de Iniciação Científica da USP) 2007. Ribeirão Preto (SP).

SANTOS, R. D. S.; SUEN, V. M. M.; IANNETTA, O. et al. Mulheres climatéricas ativas oxidam mais hidratos de carbono que lipídios. II Congresso de Clínica Médica da FMRP/USP 2007. Centro de Convenções, Ribeirão Preto (SP).

SANTOS, R. D. S.; SUEN, V. M. M.; IANNETTA, O. et al. Mulheres climatéricas brasileiras alimentam-se adequadamente? Um estudo prospectivo. II Congresso de Clínica Médica da FMRP/USP 2007. Centro de Convenções, Ribeirão Preto (SP).

SANTOS, R. D. S.; SUEN, V. M. M.; IANNETTA, O. et al. Prevalência de sobrepeso e obesidade em mulheres climatéricas. 14º SIICUSP (Simpósio Internacional de Iniciação Científica da USP) 2006. Ribeirão Preto (SP).

SANTOS, R. D. S.; SUEN, V. M. M.; IANNETTA, O. et al. Prevalência de sobrepeso e obesidade de mulheres climatéricas. I Jornada de Nutrição e Metabolismo da USP 2006. Hotel Stream Palace 2006. Ribeirão Preto (SP).

MATERIAL PARA LEITURA SOBRE OS ASSUNTOS REFERIDOS

GONÇALVES, E. M.; RIBEIRO, R. R.; CARVALHO, W. R. G. A. et al. Brazilian Pediatric Reference Data for Quantitative Ultrasound of Phalanges According to Gender, Age, Height and Weight. PLOS ONE, 2017.

IANNETTA, O. Osteoporose: uma ex-enfermidade silenciosa. Tecmedd, 2006.

IANNETTA, O. Tratado de ginecologia FEBRASGO, dor pélvica. p. 800, 2000.

IANNETTA, O; MARCHINI, J. S.; GUERRA-JUNIOR, G.; SUEN, V. M. M. Obra científica em sua totalidade brasileira, editada e publicada em 2006; atualizou 66 anos de defasagem da medicina brasileira.

PRIMEIRA PESQUISA NO MUNDO CUJA TECNOLOGIA POSSUI CURVAS REGRESSIVAS BRASILEIRAS (5-85 ANOS)

IANNETTA, O. As mulheres de minha vida. Gráfica São Francisco, 2018.

IANETTA, R.; SEIXAS, F. B.; IANETTA, O. New Bone Biology. New Scenario: Practical Tracking of Two Matrices (Proteica and Inorganic) in 192 Subjects in Adolescence.

INFORMAÇÕES SOBRE NOSSAS PUBLICAÇÕES
E ÚLTIMOS LANÇAMENTOS

 FACEBOOK.COM/EDITORAPANDORGA

 TWITTER.COM/EDITORAPANDORGA

 INSTAGRAM.COM/PANDORGAEDITORA

WWW.EDITORAPANDORGA.COM.BR

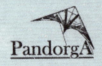